Heidelberger Taschenbücher Band 155
Basistext Medizin

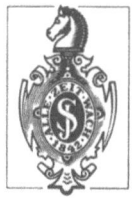

Jürg Ulrich

Grundriß der Neuropathologie

Mit 95 Abbildungen

Springer-Verlag
Berlin · Heidelberg · New York 1975

Prof. Dr. med. Jürg Ulrich, Institut für Pathologie der
Universität Basel, CH-4056 Basel, Schönbeinstraße 40

ISBN-13: 978-3-540-07330-7   e-ISBN-13: 978-3-642-66171-6
DOI: 10.1007/978-3-642-66171-6

Das Werk ist urheberrechtlich geschützt. Die dadurch begründeten Rechte, insbesondere die der Übersetzung, des Nachdruckes, der Entnahme von Abbildungen, der Funksendung, der Wiedergabe auf photomechanischem oder ähnlichem Wege und der Speicherung in Datenverarbeitungsanlagen bleiben, auch bei nur auszugsweiser Verwertung, vorbehalten.

Bei Vervielfältigungen für gewerbliche Zwecke ist gemäß § 54 UrhG eine Vergütung an den Verlag zu zahlen, deren Höhe mit dem Verlag zu vereinbaren ist.

© by Springer-Verlag Berlin · Heidelberg 1975.

Library of Congress Cataloging in Publication Data. Ulrich, Jürg. Grundriß der Neuropathologie. (Heidelberger Taschenbücher: Basistext Medizin; 155) Bibliography: p. Includes index. 1. Nervous system–Diseases. I. Title. [DNLM: 1. Nervous system diseases–Pathology. WL100U45g] RC346.U43 616.8 75-15861

Die Wiedergabe von Gebrauchsnamen, Handelsnamen, Warenbezeichnungen usw. in diesem Werk berechtigt auch ohne besondere Kennzeichnung nicht zu der Annahme, daß solche Namen im Sinne der Warenzeichen- und Markenschutz-Gesetzgebung als frei zu betrachten wären und daher von jedermann benutzt werden dürften.

Herstellung: Konrad Triltsch, Graphischer Betrieb, 87 Würzburg

Vorwort

Dieses Buch ist für Studierende und Ärzte gedacht, die sich für die morphologischen Aspekte der Nervenkrankheiten interessieren.

Die Erhebung neuropathologischer Befunde ist ausgesprochen mühsam und kann erfahrungsgemäß nur mit großem Zeitaufwand erlernt werden. Es ist deshalb nicht Aufgabe des Studentenunterrichts, diese Kunst zu vermitteln. Man wird sich im allgemeinen darauf beschränken, einige einfache Präparate, etwa mit eitrigen Entzündungen, Tumoren und ischämischen Schädigungen vom Studenten selbst untersuchen zu lassen. Hingegen sollte dieser und ganz besonders der am Nervensystem interessierte Arzt die Entwicklung in diesem Gebiete verfolgen können, ähnlich wie er etwa Entwicklungen der Biochemie verfolgen kann, ohne deren Techniken zu beherrschen. Da ein großer Teil aller neurologischen Krankheiten immer noch nicht behandelt werden kann, ist es eine besonders wichtige Aufgabe des Neuropathologieunterrichts, den raschen Fortschritt unserer Einsichten in das krankhafte Geschehen darzulegen und so die Hoffnung auf therapeutische Möglichkeiten zu wecken.

Die Wandlung unserer Ansichten ist in der Tat tief: Ätiologisch und pathogenetisch bisher rätselhafte Prozesse des Nervensystems werden geklärt. Krankheiten, welche bis vor kurzem als „degenerativ" klassifiziert wurden, sind nachweisbar infektiös bedingt. Markscheidendegenerationen erweisen sich als Sphingolipidosen. Leiden, deren Ursprung man bis vor kurzem in der Muskulatur vermutete, haben ihre Ursache vielleicht im Rückenmark, und die Remyelination im Zentralnervensystem, vor wenigen Jahren noch als unmöglich erachtet, kann in Gewebskulturen provoziert werden und findet wohl auch im menschlichen Zentralnervensystem statt.

Wer diese Umwälzungen verfolgen will, muß nicht nur hergebrachte pathogenetische Vorstellungen kennen, sondern auch die wichtigsten Befunde, von denen sie abgeleitet sind; aber auch diejenigen, die sie in Frage stellen. Es wird deshalb bereits in diesem für den Anfänger bestimmten Buch versucht, auf neuere Tendenzen in der neuropathologischen Forschung hinzuweisen.

Die Neuropathologie verdankt ihre rasche Entwicklung einerseits dem harten Ansporn der Neurochirurgie, welche über die lokalisierten Prozesse zuverlässige Angaben braucht, andererseits neuen Untersuchungstechniken, vor allem der Elektronenmikroskopie, der Histochemie und der Mikrochemie. Diese haben auch unsere Vorstellungen über den Aufbau und die Funktion des normalen Nervensystems revolutioniert. Die Neuropathologie profitiert außerdem von den Fortschritten anderer Disziplinen, etwa der Cytologie, der Virologie und der Immunologie.

Im vorliegenden Buch wird eine gewisse Grundkenntnis der Neuroanatomie und -histologie vorausgesetzt. Einzelne für die Neuropathologie besonders wichtige Aspekte werden hervorgehoben.

Viele von den eigentlichen neuropathologischen Befunden werden an schematischen Zeichnungen erläutert. Das ist wichtig und möglich, weil ja alle Einsichten unserer Wissenschaft auf optischen Befunden beruhen und deshalb auch unsere Vorstellungen über den krankhaften Vorgang von diesen optischen Beobachtungen ausgehen.

Da sich das Buch nicht nur an Studierende, sondern auch an bereits ausgebildete Ärzte und Nervenärzte wendet, wurde jedem Kapitel eine kurze Bibliographie angefügt. So soll dem Leser auch die wissenschaftliche Originalliteratur zugänglich werden.

Ein ganz besonderer Dank gebührt Herrn Andres Pfister, der, teils in Anlehnung an Bilder in Spielmeyer's „Histopathologie des Nervensystems" (1922), teils durch verständnisvolles Erfassen meiner eigenen Vorschläge, das Buch mit Skizzen illustriert hat.

Meinen Mitarbeitern, Herrn Dr. A. Probst und Frau Dr. Ali-Pfister, bin ich für die kritische Durchsicht des Manuskripts und für die zahlreichen Anregungen zu großem Dank verpflichtet, Fräulein M. Nebiker für die photographischen Arbeiten und Frau H. Röhmer für die Reinschrift des Manuskripts.

Basel, den 12. März 1975
J. ULRICH

Inhaltsverzeichnis

Kapitel I. Allgemeines

1. Die verschiedenen Zellen des Zentralnervensystems und ihre pathologischen Veränderungen 1

1.1.	Das Neuron	1
1.1.1.	Die pathologischen Veränderungen des Neurons. . .	3
1.1.1.1.	Die axonale Reaktion	3
1.1.1.2.	Gerinnungsnekrose der Ganglienzelle	4
1.1.1.3.	Sogenannte chronische Zellveränderung	5
1.1.1.4.	Alzheimersche Neurofibrillenveränderungen und andere Veränderungen filamentöser Strukturen . . .	5
1.1.1.5.	Einschlüsse bei Pickscher Krankheit	7
1.1.1.6.	Die granulo-vasculäre Degeneration	7
1.1.1.7.	Hirano-Körper	8
1.1.1.8.	Einschlüsse bei Werdnig-Hoffmannscher Krankheit .	8
1.1.1.9.	Lewy-Körper bei Parkinsonscher Krankheit.	8
1.1.1.10.	Myoklonus-Körperchen (Lafora)	9
1.1.1.11.	Speicherprodukte bei Lipidosen	9
1.1.1.12.	Einschlüsse von Virusmaterial.	10
1.2.	Die Astrocyten	11
1.2.1.	Normale Befunde.	11
1.2.2.	„Gemästete Glia"	11
1.2.3.	Faser- und Narbenbildner	13
1.2.4.	„Leberglia".	13
1.2.5.	Erkennung pathologischer Astrocytenveränderungen bei der praktischen Arbeit	13
1.3.	Die Oligodendrogliazellen	14
1.3.1.	Zur normalen Zelle	14
1.3.2.	Pathologie der Oligodendroglia	15
1.4.	Die Mikrogliazellen	15
1.4.1.	Fettkörnchenzellen	15
1.4.2.	Siderophagen.	16
1.4.3.	Neuronophagie	16

2.	*Das Hirnödem*	16
2.1.	Makroskopische Erfassung des Hirnödems	17
2.2.	Lichtmikroskopie	17
2.3.	Klassifikation der Hirnödeme nach pathogenetischen Gesichtspunkten	17
2.3.1.	Das vasogene Hirnödem	18
2.3.2.	Das cytotoxische Hirnödem	18
2.3.3.	Das hydrocephalische Hirnödem	19
2.3.4.	Zur Differentialdiagnose des Hirnödems	19
3.	*Raumverdrängende Prozesse im Schädelinneren*	19
3.1.	Das Falxzeichen	20
3.2.	Einklemmung am Clivus sellae und am Tentoriumrand	21
3.3.	Schnürfurchen an den Kleinhirntonsillen entsprechend dem Foramen occipitale	22
4.	*Sekundäre Degenerationen; Regenerationsversuche*	22
4.1.	Wallersche Degeneration	23
4.2.	Transsynaptische oder transneuronale Degeneration	23
4.2.1.	Licht- und elektronenmikroskopische Aspekte	23
4.3.	Ascendierende oder retrograde Degeneration	24
4.4.	Regenerationstendenzen im Zentralnervensystem	24
4.4.1.	Zweikernige Neurone	24
4.4.2.	Regenerationsversuche im Rückenmark nach traumatischen Durchtrennungen	25
4.4.3.	Aussprossung unbemarkter Nervenfasern aus der Gefäßadventitia	25
4.4.4.	Remyelination entmarkter Bezirke	25

Kapitel II. Mißbildungen und Fehlentwicklungen. Das Problem der cerebralen Kinderlähmung

1.	*Allgemeines*	26
2.	*Mißbildungen des Zentralnervensystems*	26
2.1.	Dysraphische Störungen	26
2.1.1.	Syringomyelie	27
2.1.2.	Hydromyelie: Begriffliche Abgrenzung	28
2.1.3.	Myelomeningocele	28
2.1.4.	Arnold-Chiarische Mißbildung und ähnliche	29
2.1.5.	Progressiver Hydrocephalus	30

2.2.	Aufbaustörungen des Neocortex.	32
2.2.1.	Rindenektopien.	34
2.2.2.	Mikropolygyrie.	34
2.2.3.	Pachygyrie.	34
2.2.4.	Agyrie und Lissencephalie	34
3.	*Andere pathologisch-anatomische Grundlagen der cerebralen Kinderlähmung*	35
3.1.	Porencephalie und Hydranencepahlie	35
3.2.	Status nach hypoxischer Schädigung	36
3.3.	Kernikterus	37
3.4.	Zur Mikroencephalie	38
4.	*Anhang: Dysontogenetische Störungen (sog. Phakomatosen).*	38
4.1.	Neurofibromatosis von Recklinghausen.	38
4.2.	Tuberöse Hirnsklerose (Bourneville)	39

Kapitel III. Degenerative Krankheiten des Nervensystems

1.	*Allgemeines zur Klassifikation.*	41
2.	*Die Krankheiten der Motoneurone*	41
2.1.	Amyotrophe Lateralsklerose	42
2.1.1.	Klinischer Verlauf.	42
2.1.2.	Pathologische Anatomie	42
2.1.3.	Zur Pathogenese	42
2.1.4.	Zur Ätiologie.	46
2.2.	Spastische familiäre Spinalparalyse	46
2.3.	Werdnig-Hoffmannsche Krankheit	46
2.3.1.	Pathologische Anatomie	47
3.	*Neuroaxonale Dystrophien*	47
3.1.	Allgemeine Beschreibung der präterminalen dystrophischen Axonschwellung.	47
3.2.	Menschliche Krankheiten mit dystrophischen Axonschwellungen.	48
3.2.1.	Infantile neuroaxonale Dystrophie.	49
3.2.2.	Spätinfantile und juvenile Formen, die Hallervorden-Spatzsche Krankheit.	49
3.2.3.	Erwachsenenformen.	50

4.	*Präsenile und senile Demenzen degenerativer Art (Alzheimersche Krankheit, Picksche Krankheit und Jakob-Creutzfeldtsche Krankheit)*	50
4.1.	Senile Demenz und Alzheimersche Krankheit	50
4.1.1.	Klinik	50
4.1.2.	Pathologische Anatomie	51
4.1.2.1.	Senile Drusen oder Plaques	51
4.1.2.2.	Kongophile Angiopathie	53
4.1.2.3.	Drusige Entartung der Hirngefäße	53
4.1.3.	Entstehungstheorien der senilen Druse	53
4.1.4.	Die Alzheimersche Neurofibrillenveränderung	53
4.1.5.	Ätiologie	53
4.1.6.	Klinisch-pathologische Korrelationen	53
4.2.	Picksche Krankheit	54
4.2.1.	Klinik	54
4.2.2.	Pathologische Anatomie	54
4.2.3.	Zur Pathogenese	54
4.3.	Jakob-Creutzfeldtsche Krankheit	55
4.3.1.	Klinik	55
4.3.2.	Pathologische Anatomie	55
4.3.4.	Ätiologie und Pathogenese	56
5.	*Degenerative Krankheiten des extrapyramidal-motorischen Systems*	56
5.1.	Parkinsonsche Krankheit	56
5.1.1.	Klinik	56
5.1.2.	Pathologische Anatomie	57
5.1.3.	Chemische Befunde	58
5.1.4.	Überlegungen zur Pathogenese und Ätiologie	58
5.2.	Chorea Huntington	59
5.3.	Wilsonsche Krankheit	59
6.	*Lipidosen, speziell Sphingolipidosen*	61
6.1.	Die familiäre amaurotische Idiotie (Tay-Sachs)	61
6.1.1.	Klinik, Vorkommen, Heredität, Häufigkeit	61
6.1.2.	Pathologische Anatomie	61
6.2.	Spätinfantile metachromatische Leukodystrophie	63
6.2.1.	Klinik, Vorkommen, Heredität, Häufigkeit	63
6.2.2.	Pathologische Anatomie	63
6.2.2.1.	Zentralnervensystem	64
6.2.2.2.	Befunde am peripheren Nerven	64
6.2.3.	Neurochemische Befunde	65
7.	*Weitere degenerative Leiden*	66

Kapitel IV. Vasculär bedingte Schäden des Nervensystems und Auswirkungen des Sauerstoffmangels auf das Gehirn

1.	*Hirnblutungen*	67
1.1.	Blutungen bei Kreislaufhypertonie	67
1.1.1.	Zugrundeliegende Gefäßveränderungen	67
1.1.2.	Auswirkungen der Blutungen	67
1.1.3.	Hirnmassenblutungen in verschiedenen Lokalisationen	68
1.1.3.1.	Blutungen in den Nucleus lentiformis und Thalamus	69
1.1.3.2.	Blutungen in den Pons	69
1.1.3.3.	Blutungen in das Kleinhirn	69
1.1.3.4.	Atypisch gelegene Blutungen	69
1.1.4.	Spätfolgen	69
1.2.	Blutungen aus beerenförmigen Aneurysmen der Hirnbasis (Synonym: Forbusaneurysmen)	69
1.2.1.	Makroskopischer Aspekt und Lokalisation der Hirnbasisaneurysmen	70
1.2.2.	Folgen der Aneurysmablutungen	71
1.3.	Verschiebeblutungen im oberen Hirnstamm	71
1.3.1.	Bedeutung, Vorkommen, makroskopischer Aspekt	71
1.4.	Purpura cerebri	72
1.4.1.	Ursachen	72
1.5.	Traumatische Blutungen	72
1.6.	Teleangiektasien, Mikroangiome und arteriovenöse Mißbildungen	73
1.7.	Seltenere Ursachen	73
2.	*Auswirkungen von Hypoxie und Ischämie auf das zentralnervöse Gewebe*	73
2.1.	Elektive Parenchymnekrose	73
2.1.1.	Definition und Beschreibung	73
2.1.2.	Entstehungsbedingungen	74
2.1.3.	Lokalisation	74
2.1.3.1.	Gesetzmäßige Ausfälle im Ammonshorn	74
2.1.3.2.	In der Kleinhirnrinde	75
2.1.3.3.	Die Großhirnrinde	75
2.2.	Totalnekrose (Encephalomalacie)	76
2.2.1.	Entstehungsbedingungen	76
2.2.2.	Stadien	76
2.2.3.	Morphologie der Erweichung	76
2.2.4.	Hämorrhagische Infarkte	78

3.	*Die einzelnen Gefäßkrankheiten*	78
3.1.	Mit Gefäßverschluß einhergehende Leiden	78
3.1.1.	Vorzugslokalisationen von thrombotischen und embolischen Gefäßverschlüssen	78
3.2.	Vorwiegend oder ausschließlich im Gehirn lokalisierte Gefäßveränderungen	82
3.2.1.	Die kongophile Angiopathie	82
3.2.2.	Die hypertensive Encephalopathie	83
3.2.2.1.	Arteriosklerose	83
3.2.2.2.	„Skalariforme" Arteriosklerose	83
3.2.2.3.	Hyalinose	83
3.2.2.4.	Arteriolonekrose	83
3.2.2.5.	„Granularatrophie"	83
3.2.3.	Gefäßmißbildungen	84
3.2.4.	Venenthrombosen	84
3.2.5.	Ursachen von Thrombosen der cerebralen Sinus und der Hirnnerven	84
3.2.5.1.	Klinisches Bild	84
3.2.5.2.	Pathologische Anatomie	85

Kapitel V. Traumatische Veränderungen des Zentralnervensystems

1.	*Schädel-Hirntrauma*	86
1.1.	Penetrierende Verletzungen des Hirnschädels und des Gehirns	86
1.1.1.	Allgemeines, Klinik	86
1.1.2.	Pathologische Anatomie	86
1.1.3.	Komplikationen von perforierenden Traumen	87
1.1.3.1.	Frühödem	87
1.1.3.2.	Frühabsceß	87
1.1.3.3.	Spätabsceß	88
1.1.3.4.	Phlegmonöse Markencephalitis	88
1.1.3.5.	Pyocephalus internus	88
1.1.3.6.	Basale (indirekte) Meningitis	88
1.1.3.7.	Direkte Meningitis	88
1.1.3.8.	Subdurale Empyeme	88
1.2.	Gedeckte Schädel-Hirnverletzungen	88
1.2.1.	Epidurales Hämatom	88
1.2.2.	Akutes traumatisches Subduralhämatom	89
1.2.3.	Contusio cerebri	89

1.2.4.	Commotio cerebri	91
1.3.	Sekundäre traumatische Hirnveränderungen	91
2.	*Traumatische Rückenmarksverletzungen*	92
2.1.	Mechanismen traumatischer Rückenmarksverletzungen	92
2.2.	Pathologisch-anatomische Veränderungen	93
2.2.1.	Frühveränderungen	93
2.2.2.	Veränderungen nach mittlerer Frist (einige Wochen bis 1 Jahr)	93
2.2.3.	Spätveränderungen	94

Kapitel VI. Intoxikationen und Mangelkrankheiten mit Beteiligung des Nervensystems

1.	*Chronischer Alkoholismus*	95
1.1.	Pathogenetisch wirksame Faktoren	95
1.2.	Akute Folgen der Alkoholintoxikation	95
1.3.	Uncharakteristische Folgen des chronischen Alkoholismus	96
1.4.	Besondere Krankheitsbilder, wahrscheinlich Folge des Alcoholismus chronicus	96
1.4.1.	Marchiafava-Bignamische Krankheit	96
1.4.2.	Atrophie der Kleinhirnrinde im Bereiche des Oberwurms	97
1.4.3.	Wernickesche Encephalopathie	97
1.4.4.	Die zentrale pontine Myelinolyse	98
1.4.5.	Durch Leberkrankheiten bedingte cerebrale Veränderungen	98
2.	*Die funiculäre Myelose*	98

Kapitel VII. Entzündliche Krankheiten des Zentralnervensystems

1.	*Erkrankungen des Nervensystems durch Eitererreger*	100
1.1.	Eitrige Meningitis	100
1.1.1.	Ätiologie, Pathogenese	101
1.1.2.	Pathologische Anatomie	102
1.2.	Hirnabscesse	102

2.	*Tuberkulöse Krankheiten des Nervensystems*	103
2.1.	Meningitis tuberculosa	103
2.1.1.	Pathologische Anatomie	103
2.1.2.	Folgezustände	103
2.2.	Sogenannte Tuberkulome	104
3.	*Luetische Krankheiten des Zentralnervensystems*	105
3.1.	Lues cerebrospinalis	105
3.2.	Progressive Paralyse	105
3.3.	Tabes dorsalis	107
4.	*Erwiesenermaßen durch Viren bewirkte Encephalomyelitiden*	108
4.1.	Heine-Medinsche Krankheit (Poliomyelitis anterior)	108
4.1.1.	Ätiologie	108
4.1.2.	Pathogenese, pathologische Histologie	109
4.1.3.	Topographie der Läsionen	109
4.1.4.	Korrelation zwischen Lokalisation und klinischen Typen	110
4.2.	Akute nekrotisierende Encephalitis	110
4.2.1.	Ätiologie	110
4.2.2.	Klinik	110
4.2.3.	Pathologische Anatomie	111
4.2.4.	Herpes Encephalitis des Neugeborenen	111
4.3.	Mitteleuropäische Zeckenencephalitis	111
4.3.1.	Ätiologie	111
4.3.2.	Klinik	112
4.3.3.	Pathologische Anatomie	112
5.	*Encephalitiden ohne gesicherte Virusätiologie*	112
5.1.	Die perivenöse Encephalitis	112
5.1.1.	Klinik	114
5.1.2.	Pathologische Anatomie	114
5.1.3.	Theorien über die Ursache der perivenösen Encephalitis	114
5.1.4.	Akute hämorrhagische Leukencephalitis (Hurst)	115
5.2.	Subakute sklerosierende Panencephalitis (van Bogaert)	115
5.2.1.	Klinik	115
5.2.2.	Pathologische Anatomie	116
5.2.3.	Stand der Forschung	117
5.3.	Multiple Sklerose	117

5.3.1.	Allgemeines	117
5.3.2.	Klinik	117
5.3.3.	Pathologische Anatomie	118
5.3.4.	Zur Ätiologie und Pathogenese	119
6.	*Pilzkrankheiten des Zentralnervensystems*	121
7.	*Protozoenkrankheiten des Zentralnervensystems*	121
8.	*Parasitenkrankheiten des Zentralnervensystems*	121

Kapitel VIII. Tumoren des Zentralnervensystems

1.	*Neuroektodermale Tumoren*	125
1.1.	Oligodendrogliome	125
1.2.	Ependymome	127
1.3.	Astrocytome	128
1.3.1.	Diffus wachsende Großhirnastrocytome	130
1.3.2.	Cerebelläre Astrocytome	131
1.3.3.	Pilocytäre Astrocytome vom juvenilen Typ (Spongioblastome nach Zülch)	131
1.3.4.	Pontine und medulläre Astrocytome	132
1.3.5.	Spinale Astrocytome	132
1.3.6.	Gliomatosis cerebri	133
1.3.7.	Anaplastische Veränderungen in Astrocytomen	133
1.3.8.	Großzellige Astrocytome bei tuberöser Hirnsklerose	133
1.4.	Glioblastoma multiforme	134
1.5.	Medulloblastome	136
2.	*Tumoren der Nervenwurzeln, der Hirnnerven und der peripheren Nerven*	137
2.1.	Neurinome	137
2.2.	Neurofibrome	139
3.	*Tumoren der Meningen*	139
3.1.	Benigne Meningeome	139
3.2.	Sarkome der Meningen	142
3.3.	Reticulumzellsarkome (-mikrogliome)	143
4.	*Aus den Blutgefäßen hervorgehende Tumoren*	144
4.1.	Capilläres Hämangioblastom	144
4.2.	Arteriovenöse Mißbildungen	145

5.	*Aus Mißbildungen hervorgehende Tumoren*	146
5.1.	Kraniopharyngeome.	146
5.2.	Kolloidcysten.	147
5.3.	Epidermoide und Dermoide	148
5.4.	Teratome	148
6.	*Tumoren der Hypophyse*	149
6.1.	Adenome des Hypophysenvorderlappens	149
6.1.1.	Chromophobe Hypophysenadenome.	149
6.2.	Tumoren des Hypophysenhinterlappens	150
7.	*Metastasen aus extracerebralen Geschwülsten*	150
8.	*Anhang 1: Auswirkungen von Röntgenstrahlen auf das Zentralnervensystem*	152
8.1.	Strahlenveränderungen am primär gesunden Hirngewebe	152
8.1.1.	Akute Strahlennekrose.	152
8.1.2.	Verzögerte Strahlennekrose.	152
8.2.	Strahlenveränderungen an Hirntumoren	153
8.3.	Strahlenveränderungen am unreifen Gehirn.	153
9.	*Anhang 2: Paraneoplastische Syndrome*	153
9.1.	Progressive multifokale Leukoencephalopathie	154
9.2.	Subakute corticale Kleinhirnatrophie.	154
9.3.	Encephalitiden des limbischen Systems.	155
9.4.	Encephalitiden des Hirnstamms.	155
9.5.	Paraneoplastische Polyneuropathien	155
9.6.	Myelopathien	155
9.7.	Myopathien (myastheniforme Syndrome, Polymyositis)	155

Kapitel IX. Neuropathologie des peripheren Nervensystems

1.	*Allgemeiner Teil.*	156
1.1.	Zur normalen Anatomie des peripheren Nerven	156
1.2.	Die Wallersche Degeneration im peripheren Nerven	157
1.3.	Regeneration nach Wallerscher Degeneration	158
1.4.	Gombaultscher Typ der Nervenerkrankung (Segmentale Demyelination)	159
1.5.	Segmentale Entmarkung durch aktive Attacke mesenchymaler Zellen auf die Markscheiden	159
1.6.	Erkrankungen des Nervenbindegewebes	160

2.	*Spezieller Teil: Die verschiedenen Krankheiten des peripheren Nerven*	161
2.1.	Traumatische Veränderungen des peripheren Nerven	161
2.1.1.	Vollständige Durchtrennung	161
2.1.2.	Chronischer Druck	162
2.2.	Polyneuropathien (sog. Polyneuritis)	162
2.2.1.	Hereditäre Polyneuropathien	162
2.2.2.	Toxische und stoffwechselbedingte Polyneuropathien	163
2.3.	Ischämische Polyneuropathien	163
2.4.	Infektiöse und andere entzündliche Polyneuritiden	167
2.4.1.	Polyradiculitis Landry-Guillain-Barré	167
2.4.2.	Diphterische Polyneuropathie	167
2.4.3.	Nervenschädigung durch Botulinustoxin	168
2.4.4.	Lepra	168
2.5.	Tumore des peripheren Nerven	168
2.5.1.	Neurinome	168
2.5.2.	Neurofibrome	169

Kapitel X. Krankheiten der Willkürmuskulatur

1.	*Hinweise auf die normale Histologie der Muskulatur*	170
2.	*Neurogene Muskelatrophien*	171
3.	*Die verschiedenen krankhaften Muskelveränderungen*	172
3.1.	Faseratrophie	172
3.2.	Faserhypertrophie	173
3.3.	Zentrale Kerne	174
3.4.	Makrophagen im Inneren kranker Fasern	174
3.5.	Regenerationsphänomene	174
3.6.	Aufhebung der Querstreifung	175
3.7.	Akute Muskelfasernekrose	175
3.8.	„Ringbinden"	175
3.9.	Vacuolen	176
3.10.	Glykogenspeicherungen	176
3.11.	„Central cores"	176
3.12.	Schießscheiben-Fasern „Target fibers"	176
3.13.	Stäbchenförmige Strukturen	176
4.	*Progressive Muskeldystrophien und andere primäre degenerative Muskelkrankheiten*	177
5.	*Ischämisch bedingte Muskelschäden*	177

6.	*Entzündliche Muskelkrankheiten*	179
6.1.	Polymyositis, Dermatomyositis	179
6.2.	Myasthenia gravis pseudoparalytica	180
6.3.	Entzündliche Muskelmanifestationen bei Krankheiten aus dem Formenkreis des Rheumatismus	180
6.4.	Anhang: Muskelbiopsien als diagnostisches Hilfsmittel	180
7.	*Tumoren der Skeletmuskulatur*	180
7.1.	Das sog. Granularzellmyoblastom (Abrikossow)	180
7.2.	Rhabdomyosarkome	181

Literaturverzeichnis 183

Sachverzeichnis 189

Kapitel I

Allgemeines

1. Die verschiedenen Zellen des Zentralnervensystems und ihre pathologischen Veränderungen

1.1. Das Neuron (Synonyme: Ganglienzellen, Nervenzelle) (Abb. 1)

Fassen wir kurz die für die pathologische Anatomie wesentlichen Charakteristika der normalen Morphologie dieses eigentlichen Trägers der nervösen Funktion zusammen. Entscheidend sind die langen Fortsätze des Cytoplasmas, unter denen man *Dendriten* (meist meh-

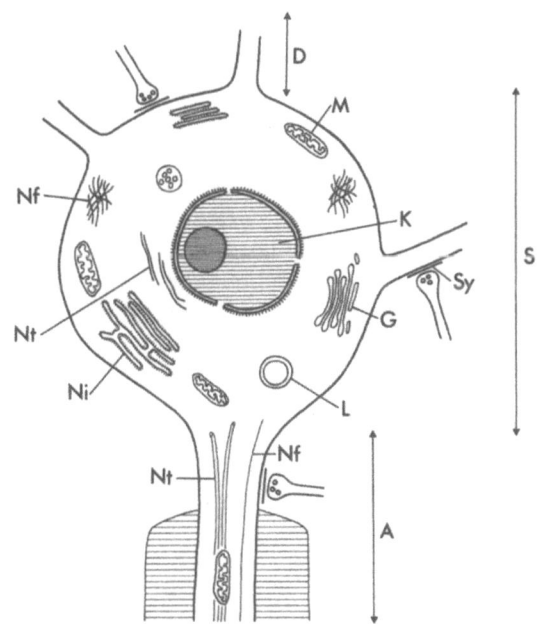

Abb. 1. Schematische Darstellung eines Neurons.
A = Axon, D = Dendrit, Ni = Nissl-Substanz (= rauhes ER), K = Zellkern mit prominentem Nucleolus und perinucleärer Zisterne, Nt = Neurotubuli, Nf = Neurofilamente, M = Mitochondrien, L = Lysosomen, Sy = Synapsen, G = Golgi-Apparat, S = Soma

rere pro Zelle) und das *Axon* oder *Neurit* (nur eines pro Zelle) unterscheidet. Infolge dieser langen Fortsätze wird es sinnvoll, das Cytoplasma des eigentlichen Zelleibes mit einem eigenen Namen zu bezeichnen. Man nennt es das *Soma* oder *Perikaryon*, also den in der Nähe des Zellkernes gelegenen Anteil der Zelle. Der Begriff „Perikaryon" hat sich hauptsächlich in der Literatur über die Ultrastruktur des Nervensystems eingebürgert.

An der Cytoplasmamembran der Dendriten des Perikaryons und den somanahen Anteilen des Axons liegen *Synapsen*, die Enden der Axone anderer Ganglienzellen. Über die Pathologie der Synapsen ist erstaunlich wenig bekannt, so daß hier nicht weiter auf sie eingegangen wird.

Wichtig für das Verständnis pathologischer Vorgänge ist es, sich die Größenverhältnisse zwischen Perikaryon und Fortsätzen, besonders der Axone zu vergegenwärtigen: Nehmen wir den Durchmesser einer motorischen Vorderhornzelle mit 100 μ an, diejenige ihres Axons mit 10 μ und den Abstand des von ihr innervierten Muskels mit 1 m, so ergibt sich ein Größenverhältnis wie dasjenige eines kleinen, mittelalterlichen Städtchens von 100 m Durchmesser, aus dem eine große Straße von 10 m Breite zu einem 1000 km entfernten anderen Ort führen würde. Der Vergleich soll dazu dienen, das Ausmaß der Syntheseleistung der Ganglienzelle und der Transportaufgabe des Axons zu demonstrieren. Es ist nicht überraschend, daß sie bei vielen ganz verschiedenen krankhaften Prozessen darniederliegen. Ihre systematische Erforschung steht allerdings erst in den Anfangsschwierigkeiten (s. neuroaxonale Degeneration, Kap. III). Bis heute weiß man nur, daß der axonale Transport zwischen 1 mm und 30 cm pro Tag zurücklegt. Es vergeht somit eine längere Zeit, bis eine Substanz aus dem Perikaryon die Synapse, respektive die Endplatte erreicht.

Von den cytoplasmatischen Organellen der Ganglienzellen ist das rauhe endoplasmatische Reticulum die auffallendste und ist als Nissl-Substanz oder Tigroid-Substanz schon in den Frühzeiten der Neuropathologie beschrieben worden. Ihren verschiedenen Veränderungen wurde von Nissl und seinen Schülern schon früh große Bedeutung beigemessen. Von den zahlreichen damals beschriebenen Veränderungen sind heute noch einige von großer praktischer Bedeutung.

Neben der Nissl-Substanz waren schon seit Bielschowsky die sogenannten Neurofibrillen bekannt: feine intrazelluläre Strukturen, welche von den Dendriten über das Perikaryon ins Axon ziehen. Die Elektronenmikroskopie, besonders seit die Fixation mit Glutaraldehyd aufgekommen ist, zeigt, daß es sich dabei teils um Neurotubuli (Durchmesser 200–300 Å), teils um Neurofilamente (Durchmesser 40–50 Å) handelt (Abb. 1 u. 2). Ihre Rolle ist noch nicht im einzelnen

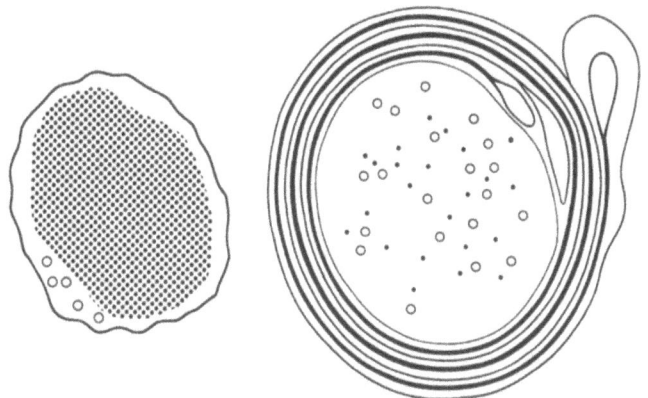

Abb. 2. Querschnitt eines myelinisierten Axons (rechts) und eines Astrocytenfortsatzes (links). (Nach einem elektronenmikroskopischen Bild, halbschematisch). Neben der Markscheide sind für das Axon die in unregelmäßiger Anordnung verteilten Neurotubuli (im Querschnitt kleine Ringe) und Neurofilamente (im Querschnitt dunkle Punkte) charakteristisch. Im Vergleich zu den Neurofilamenten sind die Gliafasern etwas größer und viel dichter gebündelt. Allfällige ringförmige Anschnitte sind bläschenförmige Gebilde und nicht Tubuli

bekannt. Offenbar haben beide mit den Transportmechanismen beim axonalen Transport zu tun. Bei gewissen pathologischen Veränderungen, etwa der Wallerschen Degeneration und bei Vergiftungen mit Colchicin oder Vincristin vermehren sich in den Axonen die Filamente auf Kosten der Neurotubuli. Eine eigenartige Umgestaltung der Neurotubuli (oder eine völlige Neubildung?) ist die Alzheimersche Neurofibrillenveränderung, die auf gedrehten Tubuli, eventuell auch umeinandergedrehten Neurofilamenten, beruht (vgl. Abb. 8).
Die übrigen Organellen, d. h. Mitochondrien, Golgi-Apparat und Lysosomen sind etwa in gleicher Weise ausgebildet wie in zahlreichen anderen Zellen.
Die Dendriten und Axone der Ganglienzellen sowie die Fortsätze von Gliazellen bilden in der grauen Substanz ein dichtes Geflecht, in welchem der Intercellulärraum auf ein Minimum reduziert ist. Dieses Geflecht, das im Lichtmikroskop als eine „Grundsubstanz" imponiert, nennt der Elektronenmikroskopiker *Neuropil*. In Gestalt der senilen Drusen zeigt dieses gelegentlich eine sehr auffallende pathologische Veränderung.

1.1.1. *Die pathologischen Veränderungen des Neurons*

1.1.1.1. *Die axonale Reaktion* (Abb. 3) (primäre Reizung, zentrale Chromatolyse, Tigrolyse). Sie kommt in gewissen Neuronen zustande,

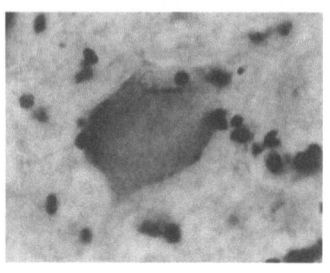

Abb. 3. Vorderhornganglienzelle des Rückenmarks im Zustand der axonalen Reaktion. Charakteristika und Vorkommen vergleiche Text

wenn ihre Axone durchtrennt sind, hauptsächlich in den großen motorischen Zellen des Vorderhorns und der Hirnnervenkerne. Die Perikarya schwellen an, der unveränderte Kern wird gegen die Cytoplasmamembran verdrängt, der größte Teil der Nissl-Substanz aufgelöst und durch eine homogene, in den üblichen Färbungen weiß erscheinende Masse ersetzt. Nissl-Substanz ist nur noch am Rand der Zellen und in den proximalen Abschnitten der Dendriten zu erkennen.
Elektronenmikroskopisch liegt dieser Veränderung eine tiefgreifende Umstrukturierung und Umverteilung des rauhen und glatten endoplasmatischen Reticulums zugrunde, wobei teilweise die optisch leeren Innenräume vergrößert werden.
Diese Veränderung zeigt etwa 4 Wochen nach der Durchtrennung ihre maximale Ausprägung und verschwindet wieder nach gelungener Regeneration des Achsenzylinders.

1.1.1.2. Gerinnungsnekrose der Ganglienzelle (Abb. 4). Die Ganglienzelle schrumpft zu einem dunklen, kommaförmigen Gebilde zusammen, in welchem die Nissl-Substanz verschwindet. Der Zellkern ist dunkel und homogen, der Nucleolus verschwindet für die lichtmikroskopische Betrachtung. Diese Veränderung tritt wenige Stunden oder Tage nach schweren Hypoxien auf. Solche Zellen können dann noch während Wochen beobachtet werden. Einzelne werden resorbiert, andere verkalken. In etwas späteren Stadien sieht man von den Zellen nur noch leicht eosinophile Schatten. Gelegentlich kommt es auch zur

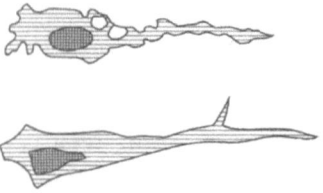

Abb. 4. Akute hypoxische Zellveränderung von Pyramidenzellen der Hirnrinde. Weitere Erklärungen siehe Text

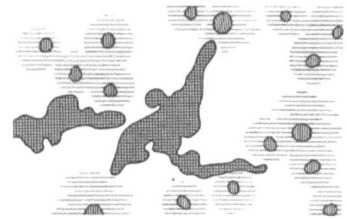

Abb. 5. Verkalkte (inkrustierte) Ganglienzellen am Rande einer Encephalomalazie. Dazwischen Gliazellen

Inkrustation und Verkalkung (Abb. 5), so daß man sie als Fossilien noch nach Jahren in der Nähe früherer Erweichungsherde sehen kann.

1.1.1.3. Sogenannte chronische Zellveränderung (Abb. 6).

Sie besteht in einer Anreicherung von Lipofuscin, die schließlich zum Tod der Zelle mit Abblassung des Kerns führt. Unter Umständen können im Gewebe noch scheinbar zellkernfreie Säckchen und Lipofuscin gefunden werden. Diese Veränderung wird im Alter regelmäßig in gewissen Kernen, besonders in den unteren Oliven beobachtet, ferner im Vorderhorn bei amyotrophischer Lateralsklerose.
Elektronenmikroskopisch handelt es sich um Lipofuscin, das in autophagen Vacuolen angereichert ist. Außerdem werden die Zellen oft kleiner und basophiler.

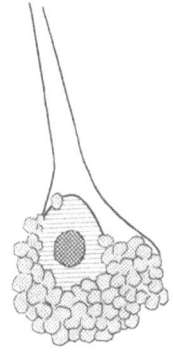

Abb. 6. Stark lipofuscinhaltige Ganglienzelle aus der Hirnrinde. Vergleiche auch Text. (Nach Spielmeyer)

1.1.1.4. Alzheimersche Neurofibrillenveränderungen und andere Veränderungen filamentöser Strukturen (Abb. 7 u. 8).

In Silberimprägnationen nach Bielschowsky und ähnlichen Färbungen erkennt man in Fällen von seniler Demenz und Alzheimerscher Krankheit lockenförmige, „tennisracketähnliche" Ballungen von Neurofibrillen im Perikaryon von Ganglienzellen der Hirnrinde und des Hippocampus. Ultra-

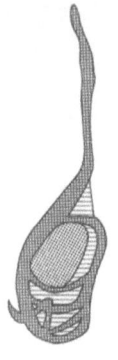

Abb. 7. Ganglienzelle der Hirnrinde mit Alzheimerscher Neurofibrillenveränderung

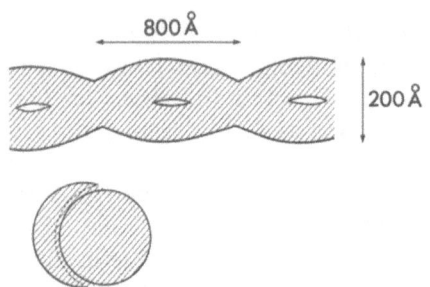

Abb. 8. Schema des elektronenmikroskopischen Bildes der Alzheimerschen Neurofibrillenveränderung. Größte Dicke 200 Å, Abstand der Einschnürungen 800 Å. Weitere Erläuterungen siehe Text

strukturell handelt es sich um Ansammlungen von Filamenten besonderer Art, die weder den Neurotubuli noch den Neurofilamenten gleichen. Im Längsschnitt handelt es sich um in regelmäßigen Abständen von 800 Å eingeschnürte fädige Gebilde von etwa 200 Å Dicke. In Querschnitten stellen sie sich teils kreisrund, teils halbmondförmig dar. Die Befunde lassen räumlich zwei Deutungen zu: einmal könnte es sich um zweifädige Strukturen handeln, die wie die Elemente eines elektrischen Kabels umeinandergeschlungen sind, oder aber um Röhrchen, die um ihre eigene Achse verdreht sind (twisted tubules). Es ist beim jetzigen Stand des Wissens noch unklar, ob diese Strukturen aus Neurofilamenten oder Tubulis hervorgehen, oder ob sie vielmehr vollständig neu gebildet sind.

Gleiche Strukturen kommen auch in etwa 40% der Nervenzellfortsätze innerhalb der senilen Drusen vor. Sie scheinen hier meist im präterminalen Abschnitt des Axons zu liegen, wie das häufige Vorkommen von Synapsen in den senilen Drusen verrät. Gleichzeitig findet man hier Ganglienzellfortsätze mit degenerierenden Mitochondrien und sogenannten „dense bodies".

Den Alzheimerschen Fibrillenveränderungen gleichen lichtmikroskopisch gewisse Faseraggregate im Perikaryon, die sich im Anschluß an

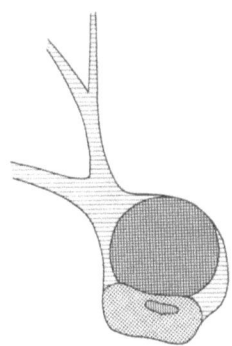

Abb. 9. Argyrophiler kugelförmiger Einschluß in einer Pyramidenzelle des Ammonshorns bei Pickscher Krankheit. Weitere Erläuterungen siehe Text. (Nach Spielmeyer)

Encephalitis lethargica, bei subakuter sklerosierender Panencephalitis und Steele-Richardson-Olzewsky-Syndrom bilden. Soweit elektronenmikroskopische Befunde vorliegen, scheint es sich dabei *nicht* um „twisted tubules" zu handeln. Sie sind auch lichtmikroskopisch verschieden von den klassischen Alzheimer-Neurofibrillen und werden deshalb von einzelnen Autoren als ihre globoide Variante abgegrenzt. Im Gegensatz zur senilen Demenz und zur Alzheimerschen Krankheit handelt es sich bei den faserigen Strukturen um einfache Filamente und nicht um gedrehte Neurotubuli. Gemeinsam mit der Alzheimerschen Krankheit haben diese Krankheiten die Ansammlungen von Mitochondrien und anderen Organellen in Schwellungen des Axons. Sie dürften mit einer Störung des axonalen Transportes einhergehen.

1.1.1.5. Einschlüsse bei Pickscher Krankheit (Abb. 9). Es handelt sich hier um die sogenannten argyrophilen Kugeln, um $10\,\mu$ im Durchmesser haltende Gebilde im Cytoplasma von Ganglienzellen des Ammonshorns und des Neocortex. Sie färben sich in der ammoniakalischen Silberimprägnation nach Bielschowsky intensiv an. Wegen ihrer Größe werden sie vom Anfänger gelegentlich für Zellkerne gehalten und deshalb übersehen. Ultrastrukturell handelt es sich um kugelige Ansammlungen eines filamentösen Materials, das nach dem einen Autor aus gedrehten Tubulis, nach dem anderen aus einfachen Filamenten besteht.

In anderen Färbungen als den Silberimprägnationen stellen sie sich nicht dar. Die Zellen, welche sie enthalten, gleichen denjenigen mit axonaler Reaktion.

1.1.1.6. Die granulo-vacuoläre Degeneration (Simchowiz) (Abb. 10). Diese Veränderung wird sowohl bei Alzheimerscher Krankheit wie bei Pickscher Krankheit im Ammonshorn gefunden. Sie besteht aus

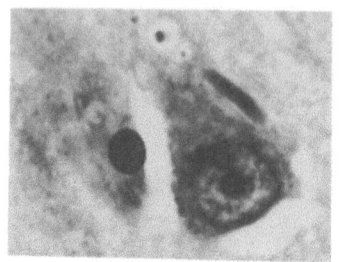

Abb. 10. Rechts pyramidenförmige Ganglienzelle des Subiculums eines Patienten mit Alzheimerscher Krankheit. Sie zeigt in den oberen Abschnitten die granulo-vacuoläre Degeneration (Simchowitz) und rechts in der Zelle einen Hirano-Körper, der scheinbar paraneuronal liegt

mehreren wasserklaren Vacuolen von bis zu 5 μ Durchmesser im Inneren des Cytoplasmas von pyramidenförmigen Ganglienzellen. In der Mitte jeder Vacuole liegt ein anfärbbares, meist eosinophiles rundes Korn.

1.1.1.7. Hirano-Körper („rodlike eosinophilic inclusions") (Abb. 10). Sie wurden erst 1968 von Hirano bei der amyotrophen Lateralsklerose auf Guam und auch beim Parkinson-Demenzkomplex festgestellt. Sie kommen aber auch bei der senilen Demenz sowie der Alzheimerschen- und der Pickschen Krankheit vor – besonders häufig im Subiculum des Ammonshorns. Es handelt sich um stäbchenförmige, etwa 6 μ breite und bis zu 30 μ lange Gebilde, die lichtmikroskopisch neben den Ganglienzellen zu liegen scheinen, elektronenmikroskopisch aber eindeutig intraneuronal lokalisiert sind. Sie sind eosinophil, PAS-positiv und nehmen Markscheidenfarbstoffe auf. Sie gleichen oberflächlich Rollen von Erythrocyten, weshalb sie von allen Neuropathologen bis zu ihrer Entdeckung übersehen wurden.

Ultrastrukturell sind sie laminär geschichtete Stapel von elektronendichten Lamellen von 150 Å Dicke, abwechselnd mit Schichten von 40 Å im Durchmesser haltenden kleinen Filamenten. Ihre biologische Bedeutung ist unklar.

1.1.1.8. Einschlüsse bei Werdnig-Hoffmannscher Krankheit. Sie gleichen denjenigen bei Morbus Pick, sind aber in den Vorderhorn-Ganglienzellen lokalisiert.

1.1.1.9. Lewy-Körper bei Parkinsonscher Krankheit (Abb. 11). Auch hier handelt es sich um kugelige, cytoplasmatische Einschlüsse, die hauptsächlich in Neuronen der Substantia nigra und des Locus coeruleus vorkommen. Meist ist ein einzelner solcher Körper allein in einer Zelle, gelegentlich finden sich aber mehrere. Die größeren Exemplare sind konzentrisch geschichtet und zeigen ein größeres, stark anfärbba-

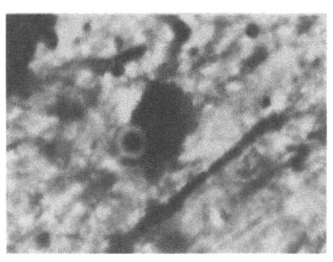

Abb. 11. Lewy-Körper in einer Ganglienzelle des Locus coeruleus bei Morbus Parkinson. Man beachte den etwas nach unten verschobenen Zellkern

res Zentrum und einen helleren Hof. Sie lassen sich besonders schön in der Heidenhain-Azan-Färbung darstellen (Zentrum rot, Peripherie blau).
Elektronenmikroskopisch handelt es sich um aus Filamenten aufgebaute Gebilde, die teils radiär, teils zirkulär angeordnet sind. Nach den histochemischen Befunden zu schließen, enthalten sie unter anderem Thyrosin. Über die Verteilung und eventuelle biologische Bedeutung siehe Parkinsonsche Krankheit (Kap. III, 5.1.).

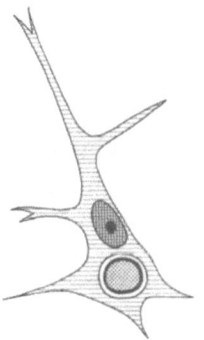

Abb. 12. Myoclonus-Körperchen (Lafora-Körperchen) nach Spielmeyer

1.1.1.10. Myoklonus-Körperchen (Lafora) (Abb. 12). Auch hier handelt es sich um kugelige intracytoplasmatische Einschlüsse, die Durchmesser von 20–30 μ erreichen und die Zelle bis auf einen kleinen cytoplasmatischen Saum einengen können. Sie bestehen aus sauren Mucopolysacchariden und Proteinen. Sie enthalten nur locker gepackte filamentöse Strukturen und eine mehr oder weniger elektronendichte Matrix.

1.1.1.11. Speicherprodukte bei Lipidosen (Abb. 13). Diese führen zu einer ballonartigen Auftreibung der Neurone, deren Cytoplasma

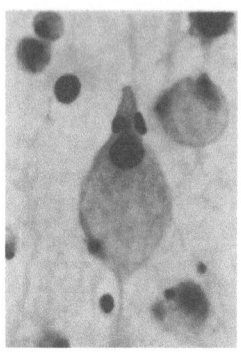

Abb. 13. Ganglienzelle aus der Hirnrinde bei Tay-Sachsscher Krankheit. Man beachte den zum apikalen Dendriten verschobenen Zellkern (s. auch Text)

leicht gekörnt scheint. Der Kern und die Nissl-Substanz sind zur Seite verdrängt, in Pyramidenzellen meist gegen den apikalen Dendriten, an welchem die Zelle wie eine kleine Beere am Stiel zu hängen scheint. Die Körner entsprechen den angereicherten Lysosomen, welche wegen eines Enzymdefektes das anfallende Material nicht mehr vollständig abbauen können. Ultrastrukturell zeigt das Speichermaterial eine für die entsprechende Krankheit charakteristische Struktur.

1.1.1.12. Einschlüsse von Virusmaterial (bes. bei Rabies, Herpes simplex, SSPE, Cytomegalie) (Abb. 14). Sie liegen meist intranucleär, seltener intracytoplasmatisch. Häufiger als in den Neuronen erkennt man sie in Kernen der Oligodendroglia. Sie führen zu einer Homogenisierung des Kerns, zur Verdickung der Kernmembran und einer Verdrängung des Chromatins und des Nucleolus dicht unter die Kernmembran. Bei Rabies liegen sie meist im Cytoplasma von Ganglienzellen des Hippocampus oder in Purkinje-Zellen. Die Ultrastruktur spiegelt den Entwicklungscyclus des jeweiligen Virus.

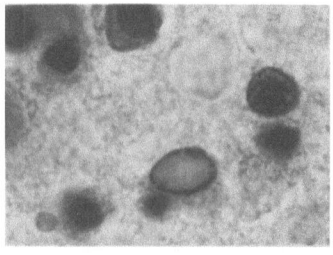

Abb. 14. Subakute, sklerosierende Panencephalitis (van Bogaert): Der Zellkern der Ganglienzelle im Zentrum unten enthält einen Einschlußkörper, erkennbar an der Homogenität des Zellkerns. Der Nucleolus ist nach oben verdrängt und abgeflacht

1.2. Die Astrocyten

1.2.1. Normale Befunde

Seit Cajal ist es üblich, lichtmikroskopisch zwei Typen von normalen Astrocyten zu unterscheiden: fibrilläre (faserbildende) und protoplasmatische. Sie stellen sich im Elektronenmikroskop etwa gleich dar: das charakteristische Element sind Gliafibrillen, die durch ein helles Cytoplasma verlaufen. Diese Fasern sind in den faserbildenden Astrocyten etwas dichter gelegen als in den protoplasmatischen. Ein großer Teil aller Astrocyten sendet einen Fortsatz zu einem kleinen Gefäß. Ultrastrukturell sind die perivasculären Virchow-Robinschen Räume von einem lückenlosen Rohr solcher Zellfortsätze umgeben.

Für die praktische Arbeit ist es nützlich, die Astrocyten an ihrem Kerncharakter zu erkennen (s. Tabelle 1). Die Kerne sind locker und verhältnismäßig groß (Durchmesser über 10 μ) und haben nur kleine Kernkörperchen. Sie grenzen sich somit von den dunklen kleinen Oligodendrocytenkernen und den schlanken dunklen Mikrogliakernen sowie den bläschenförmigen Kernen der Ganglienzellen mit ihrem dichten Nucleolus ab.

1.2.2. „Gemästete Glia" (= progressiv veränderte, protoplasmareiche Astrocyten) (s. Tabelle 1)

Dies ist die häufigste pathologische Form von Astrocyten und kommt bei praktisch allen pathologischen Vorgängen vor: am Rand von Contusionsherden, von Erweichungen, bei chronischen Encephalitiden, entlang Wallerschen Degenerationen und anderen. Ihre Bedeutung für den Pathologen liegt hauptsächlich darin, daß sie mit Sicherheit einen pathologischen Prozeß verraten. Sie sind gekennzeichnet durch ein lichtmikroskopisch homogenes, anfärbbares, leicht eosinophiles, selten leicht basophiles Cytoplasma, in dem man gelegentlich zipflig ausgezogene Ansätze der Zellfortsätze erkennt. Der Kern liegt meist exzentrisch und zeigt mehr als bei anderen Arten von Astrocyten einen prominenten Nucleolus.

Elektronenmikroskopisch enthalten diese Zellen reichlich Gliafibrillen. Ursprünglich wurde ihr großes Cytoplasmavolumen als Zeichen der Aufnahme von abgebauten Substanzen gedeutet, was zur Namengebung führte. In der Tat wird in den Randpartien des Cytoplasmas Abbaumaterial in Form von kleinen Tröpfchen von Neutralfett aufge-

Tabelle 1. Die Erkennung verschiedener Zellarten und ihre pathologischen Veränderungen in Hämatoxilin-Eosinfärbung

Zellart	Charakteristika
Ganglienzelle, normal	Kern mit prominentem Nucleolus, Plasma leicht basophil
Astrocyten, normal	Lockerer Kern. Nur kleinere Nucleoli. Plasma nicht sichtbar
Astrocyten, reaktiv („gemästete" Glia)	Kern wie oben. Aber sichtbares, homogenes, eosinophiles Cytoplasma. Kern am Rand desselben
„Leberglia" = Alzheimer-Glia I und II	Lockere, große, blasige Kerne mit sehr deutlicher Kernmembran und sichtbaren Nucleolen
Oligodendroglia	Dunkle, lymphocytenähnliche Kerne, gelegentlich mit wasserklarem Hof, oft kleine Reihen bildend
Mikroglia	Dunkle, lange Kerne. Plasma kaum sichtbar
Fettkörnchenzelle	Rund, voller Fetttröpfchen. Kern länglich, meist seitlich. Übergänge von Mikroglia zu dieser Zellart wird beobachtet

nommen – der sogenannte fixe Abbau – im Gegensatz zum mobilen Abbau durch die Mikroglia und Makrophagen.

1.2.3. Faser- und Narbenbildner

Es handelt sich um besonders gliafaserreiche Astrocyten, die im Gegensatz zu den „gemästeten" Astrocyten einen relativ kleinen Leib aufweisen, welcher durch intensiv anfärbbare Fasern vollständig angefüllt ist.

1.2.4. „Leberglia" (Alzheimer-Glia I und II) (s. Tabelle 1)

Diese Veränderungen wurden zuerst bei der hepatolenticulären Degeneration (Wilson) beobachtet. Später realisierte man, daß sie auch bei jedem Coma hepaticum, insbesondere bei portocavalem Shunt vorkommen. Auffallend sind besonders die Zellkerne, die bei beiden Formen extrem groß sind. Bei Alzheimer I-Glia sind sie außerdem grotesk verformt, bei Alzheimer II-Glia zeigen sie eine dicke Kernmembran und eine verwaschene Struktur des Karyoplasmas; sie wirken deshalb bläschenförmig. In Wirklichkeit sind sie offenbar extrem chromatinreich, polypoid und damit den progressiven Gliaveränderungen zuzuordnen. Man findet sie in den untersten Großhirnrindenschichten, in den Stammganglien und im Thalamus sowie im Nucleus ruber.

1.2.5. Erkennung pathologischer Astrocytenveränderungen bei der praktischen Arbeit

Es ist oft schwierig zu entscheiden, ob die Astrocyten-Populationen oder die Gliafaserdichte eines untersuchten Gebietes noch normal oder bereits übertrieben ist. Neben dem Auftreten von pathologischen Astrocyten (s. oben) helfen Zweier- und Vierergruppen von Astrocytenkernen, kürzlich stattgefundene pathologische Zellteilungen als solche zu erkennen. Normal ist hingegen eine leichte Fasergliose der obersten und der tiefsten Rindenschichten sowie in der Nachbarschaft des Ventrikelsystems und der Gefäße. Lassen sich aber Gliafasern in größerer Entfernung dieser Strukturen nachweisen, so ist das fast immer pathologisch.

1.3. Die Oligodendrogliazellen

1.3.1. Zur normalen Zelle

Es handelt sich um kugelrunde Zellen mit einem dichten Zellkern (ähnlich einem Lymphocyten) und gelegentlich mit einem sichtbaren, wasserklaren Cytoplasma (Tabelle 1). In Spezialfärbungen (Hortega, Penfield) können sie mit ihren extrem feinen Fortsätzen dargestellt werden. Elektronenmikroskopisch – und auf semi-dicken Schnitten – erkennt man sie an ihrem im Vergleich zu den Astrozyten etwas dichteren, organellenreichen Cytoplasma und den Mikrotubuli.
Die wichtigste Oligodendroglia ist diejenige der weißen Substanz, die sogenannte interfasciculäre Oligodendroglia. Sie bildet die Markscheiden, wobei die Membranzungen eines Oligodendrogliocyten an mehrere Axone ziehen. Neben der interfasciculären Oligodendroglia, deren Kerne oft in kurzen Reihen stehen, wird in der grauen Substanz auch eine satellitäre Oligodendroglia gesehen. Diese liegt in der Umgebung des Perikaryons der Ganglienzelle und ist in ihrer Funktion wenig bekannt. Möglicherweise bilden auch oligodendrogliaähnliche Zellen ein noch undifferenziertes Reservoir für Gliazellen während des Wachstums und während Reparationsprozessen.

1.3.2. Pathologie der Oligodendroglia

Diese ist im Grunde noch wenig bekannt. Die am besten beschriebene pathologische Form ist die *Buscainosche Veränderung* bei Hirnödem: jeder Oligodendrogliakern ist von einem wasserklaren Cytoplasmahof umgeben. Diese Veränderung ist auch beim Oligodendrogliom, dem Tumor der Oligodendroglia zu beobachten.
Unklar ist noch die Rolle der Oligodendrogliazellen bei verschiedenen pathologischen Prozessen. Vielleicht ist die ursprünglich satellitäre Oligodendroglia bei der Neuronophagie sterbender Ganglienzellen beteiligt, ähnlich wie die Satellitenzellen von Spinalganglienzellen.
Möglicherweise können sie sich auch in Myelinophagen verwandeln, etwa im Laufe der Wallerschen Degeneration, entsprechend der Schwannschen Zelle im peripheren Nerven. Es gibt aber auch Hinweise darauf, daß sie bei der Wallerschen Degeneration nekrotisch werden und zugrunde gehen. Sie verschwinden vollständig in den Entmarkungsherden der multiplen Sklerose. Ob sie dort in Myelinophagen oder vielleicht in Narbenbildner umgewandelt werden, ist noch nicht entschieden. Interessant ist in dieser Beziehung die Beob-

achtung von Bunge, der bei experimentellen Entmarkungen eine Wiederbemarkung beobachten konnte. Diese wurde von einem Zelltyp bewerkstelligt, der sowohl Eigenschaften von Astrocyten als auch von Oligodendroglia zeigte.

1.4. Die Mikrogliazellen (Synonym: Hortega-Zelle) (Tabelle 1)

Als „Mikroglia" werden kleine, meist bipolare Zellen bezeichnet, deren Kern spindelförmig und dunkel ist, und deren Cytoplasma sich mit der Hortegaschen Silbercarbonatmethode anfärbt. Da diese Zellen die Fähigkeit haben, Zerstörungsprodukte des Nervensystems zu phagocytieren, wurden sie von Hortega als ortsständige Vertreter des Mesenchyms im Zentralnervensystem angesehen. Durch neuere Forschungen sind die hergebrachten Ansichten über die Rolle und Herkunft dieser Gliaart ins Wanken gekommen: Elektronenmikroskopische Untersuchungen am Gehirn gesunder kleiner Laboratoriumstiere konnten diesen Zelltyp nicht mit Sicherheit feststellen. Ferner konnte erwiesen werden, daß mindestens ein großer Teil der Abräumzellen bei schweren Hirnzerstörungen aus der Blutzirkulation stammt. Diese Beobachtungen stellen die Existenz einer ortsständigen Mikroglia überhaupt in Frage.
Das wichtigste Argument dafür, daß kleine, ortsständige Zellen beim Abräumen von zerstörten Anteilen des Zentralnervensystems beteiligt sind, bleibt demnach nur noch die Beobachtung von Übergangsformen zwischen der langgestreckten „Mikroglia" und den abgerundeten Fettkörnchenzellen (s. unten).

1.4.1. Fettkörnchenzellen

Überall, wo zentralnervöses Gewebe abgebaut wird, treten abgerundete Zellen mit exzentrischem Kern und dicht mit Neutralfetttropfen gefülltem Cytoplasma auf. Am Rand dieser Läsionen finden sich zahlreiche bipolare, spindelige Zellen. Einzelne von ihnen enthalten in ihrem Cytoplasma ebenfalls Neutralfetttropfen (vgl. Tabelle 1). Diese Übergangsformen sind noch das einzige, allerdings gewichtige Argument für die Annahme eines Ursprungs eines Teils der Fettkörnchenzellen aus ortsständiger Hortega-Glia.

1.4.2. Siderophagen

In der Umgebung von Blutungen oder beim Abbau von stark eisenhaltigen Anteilen des Zentralnervensystems treten neben den Fettkörnchenzellen solche auf, welche eisenhaltiges Material in ihrem Cytoplasma aufgenommen haben.
Eine besonders eindrückliche Variante derselben bilden die Stäbchenzellen der progressiven Paralyse: diese sind extrem langgestreckte Hortega-Zellen, deren Zelleib sich mit Eisenfärbungen darstellt.

1.4.3. Neuronophagie

Bei verschiedenen pathologischen Prozessen, hauptsächlich bei entzündlichen, werden Ganglienzellen von schwer zu identifizierenden kleinen Zellen umgeben und phagocytiert. Wegen der Fähigkeit dieser Zellen, Bestandteile anderer Zellen zu phagocytieren, können sie ebenfalls der Mikroglia zugezählt werden – welchen Ursprung man auch immer für diese annimmt.

2. Das Hirnödem

Wie in anderen Organen ist das Ödem des Gehirns definiert durch eine relative (und unter Umständen absolute) Zunahme von Wasser und Elektrolyten im Verhältnis zur Trockensubstanz.
Es war lange üblich, „das Hirnödem" mit feuchten Schnittflächen „der Hirnschwellung" mit trockener Schnittfläche gegenüberzustellen. Letztere wurde offenbar meist in Zusammenhang mit schweren Psychosen beobachtet. Es ist heute nicht mehr möglich zu entscheiden, ob diese Zustände den verschiedenen Formen von Hirnödem entsprechen, wie sie heute auf Grund von elektronenmikroskopischen Befunden unterschieden werden.

2.1. Makroskopische Erfassung des Hirnödems

Makroskopisch ist das Hirnödem erkennbar an einer Gewichtszunahme (beim Erwachsenen am fixierten Gehirn über 1300 g), an den im nächsten Abschnitt beschriebenen Schnürfurchen, an den breiten Windungen und schmalen Tälern, den schlitzförmig komprimierten Ventrikeln sowie an den feuchten Schnittflächen. Am schwersten befallen ist regelmäßig das Marklager des Groß- und Kleinhirns, während die graue Substanz und die stark gebündelten weißen Strukturen (Capsula interna und Corpus callosum) einigermaßen verschont bleiben.
Makroskopisch drängt sich auch eine erste Unterteilung der Hirnödeme in allgemeine und perifocale auf. Perifocale entstehen in der Umgebung von Tumoren, Abscessen, Erweichungen und Blutungen.

2.2. Lichtmikroskopie

Lichtmikroskopisch ist das Hirnödem verhältnismäßig schwierig zu erfassen und von artefiziellen Veränderungen abzugrenzen. Als einigermaßen brauchbares Kriterium ist wohl noch die Buscainosche Veränderung der Oligodendroglia zu werten (s. 1.3.2.), ferner eine allgemeine Auflockerung des Marklagers mit Aufquellung der Markscheiden, die sich besonders in Großschnitten mit Markscheidenfärbungen gut erkennen läßt. Das vasogene Hirnödem ist außerdem gekennzeichnet durch den Austritt eines eiweißreichen Exsudats, das sich in den Schnittpräparaten als leicht PAS-positiv darstellen läßt.
Im übrigen aber soll man sich hüten, leichte schwammartige Auflockerungen der grauen oder weißen Substanz oder eine scheinbare Erweiterung der perivasculären Räume als Zeichen eines Hirnödems anzusehen.

2.3. Klassifikation der Hirnödeme nach pathogenetischen Gesichtspunkten

Man unterscheidet vasogene, cytotoxische und hydrocephalische Hirnödeme (Klatzo, 1967; Manz, 1974). Ihre Unterscheidungsmerkmale sind hauptsächlich ultrastrukturelle.

2.3.1. Das vasogene Hirnödem

Entscheidend für das Zustandekommen und die Verhinderung des Hirnödems ist die Blut-Hirn-Schranke. Bei dieser handelt es sich um eine funktionelle Stoffwechselbarriere, deren strukturelle Elemente die durch „tight junctions" miteinander verbundenen Capillarendothelien, die Basalmembran der Capillaren und die perivasculären Astrocytenfüße sind. Diese Barriere bricht beim vasogenen Hirnödem zusammen: es kommt zu schweren Endothelschäden, einer ultrastrukturell nachweisbaren Ansammlung von Flüssigkeit im Extracellulärraum und einer Schwellung der Astrocytenfortsätze.
Die Ursache für diesen Typ von Ödem sind einerseits nekrotisierende Prozesse, wie Infarkte, Tumoren, Entzündungen, andererseits ein pathologischer Aufbau der Capillaren in gewissen Tumoren, welche Fenestrationen der Capillaren statt „tight junctions" aufweisen (Metastasen, Glioblastoma multiforme). Es handelt sich meistens um perifocale, gelegentlich aber auch (etwa nach Herzstillständen und schweren Ateminsuffizienzen) um generalisierte Hirnödeme. Ob Sauerstoffmangel, Acidose und Hyperkapnie allein zu solchen Hirnödemen führen können, ist umstritten. Die klinische Erfahrung der Neurochirurgen spricht dafür. Experimentelle Daten weisen darauf hin, daß eine Nekrose der weißen Substanz meist dem Ödem vorangeht.

2.3.2. Das cytotoxische Hirnödem

Es wird durch bestimmte schädigende Substanzen oder pathogene Konstellationen produziert: etwa Triäthylzinn (Organotin), Kuprizon, Isonikotinhydrazin, Hexachlorophen sowie bei Thiaminmangel und der erblichen spongiösen Degeneration des Gehirns von van Bogaert und Bertrand, bei welcher wohl cytotoxische Substanzen durch den Zellstoffwechsel entstehen. Möglicherweise spielen auch in der Frühphase von Infarkten cytotoxische Elemente eine Rolle.
Das Charakteristische ist hier, daß die Blut-Hirn-Schranke weitgehend erhalten bleibt, daß auch die graue Substanz gelegentlich befallen wird und es je nach Agens zu einer Schwellung von verschiedenen Zellen und Zellfortsätzen kommt, etwa zu bläschenförmigen Auflockerungen der Markscheiden entlang der Intra-period-line (majordense-line) bei Triaethylzinn-Ödem und Hexachlorophen-Vergiftungen. Die Ödemflüssigkeit liegt also intracellulär und ist eiweißarm, somit färberisch nicht darstellbar.

2.3.3. Das hydrocephalische Hirnödem

Bei rasch progredientem Hydrocephalus, also besonders im Kleinkindesalter, kommt es zu einer Zerreißung des Ependyms und einer ödematösen Durchtränkung der weißen Hirnsubstanz mit Liquor. Diese ist naturgemäß in der Nähe der Ventrikel am intensivsten und liegt vorwiegend extracellulär.

2.3.4. Zur Differentialdiagnose des Hirnödems

Der Status spongiosus: Nach einer Reihe von verschiedenen Schädigungen kommt es in der weißen oder grauen Substanz zu einer schwammartigen Auflockerung. Solche Auflockerungen stellen sich gelegentlich im Zusammenhang mit partiellen Nekrosen des Gewebes ein, wo der Substanzverlust durch eine langfristige Flüssigkeitsansammlung gedeckt wird. Das verhält sich unter anderem bei ausgedehnten hypoxischen Rindenschädigungen und bei der Cyanidvergiftung der weißen Substanz so.
Besondere Beachtung verdient der Status spongiosus bei der sogenannten subakuten spongiösen Encephalopathie, die bei der Jakob-Creutzfeldtschen Krankheit auftritt, und bei welcher die Flüssigkeitsansammlungen außer in Astrocyten auch in den Endstrecken der Achsencylinder lokalisiert scheinen. Das steht in einem gewissen Gegensatz zu anderen Formen des Status spongiosus, bei denen die Flüssigkeit ausschließlich in Astrocyten oder in von Astrocyten begrenzten Hohlräumen liegt.
Diese Zustände sind zwar gemäß unserer ursprünglichen Definition als Hirnödem aufzufassen, weil der Flüssigkeitsanteil des Gewebes steigt. Da aber das Gesamtvolumen des Gewebes nicht ansteigt, die Flüssigkeit vielmehr meist untergegangenes Gewebsvolumen deckt, kommt eine Raumverdrängung nicht zustande, und es ist nicht üblich, hier von Hirnödem zusprechen.

3. Raumverdrängende Prozesse im Schädelinneren

Da der Raum des Schädelinneren begrenzt ist, gewinnt jede Volumenzunahme in Gehirn, Rückenmark und Liquorraum eine besondere

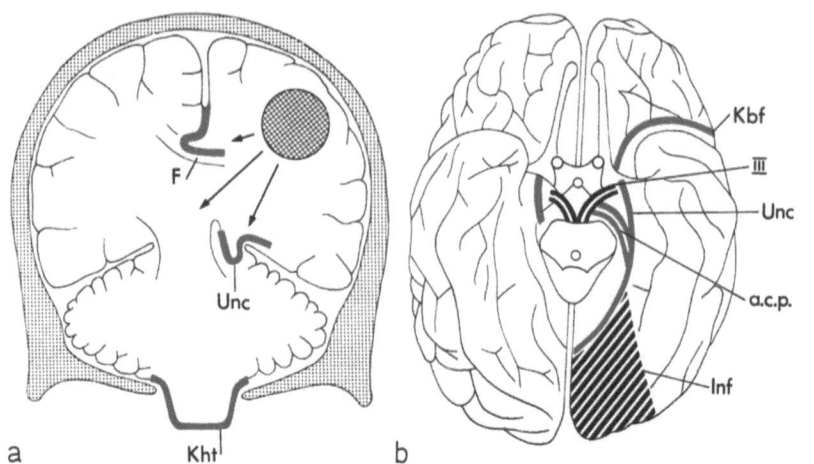

Abb. 15 a u. b. Schnürfurchenbildung bei raumverdrängenden Prozessen im Schädelinnern.

a) Frontalschnitt schematisch: F = Falxzeichen. Unc = Uncusschnürfurche. KHT = Kleinhirntonsillen. b) Verlauf der Schnürfurchen an der Großhirnbasis. Kbf = Schnürfurche des kleinen Keilbeinflügels. Unc = Uncusschnürfurche, entsprechend dem Clivus sellae und dem Tentorium cerebelli. III = Nervus oculomotorius, in dieser Schnürfurche erfaßt. a.c.p. = Arteria cerebri posterior, ebenfalls in dieser Schnürfurche erfaßt. Inf = Infarkt des von dieser Arterie versorgten Gebietes

Bedeutung. Unabhängig von der Natur dieser Prozesse (Hämatom, Tumor, Absceß, frischer ödematös gequollener Infarkt, Ödem) laufen gewisse Vorgänge gesetzmäßig ab.
Zuerst kommt es zu einer Ausfüllung der benachbarten Liquor- und Bluträume, dann zu verschiedenen Verschiebephänomenen (Abb. 15a u. b).

3.1. Das Falxzeichen

Zu diesem kommt es in erster Linie bei frontalen, seltener auch bei temporalen und parietalen Prozessen. Die Falx cerebri ist verhältnismäßig fest im Schädelinneren fixiert und gibt der Verdrängung nur wenig nach. Deshalb werden nur die unterhalb der Falx gelegenen Hirnteile auf die Gegenseite verschoben. Am unteren Rand der Falx entsteht deshalb eine Stufe oder Schnürfurche. Gewöhnlich wird der Gyrus cinguli auf die Gegenseite verschoben, die weiter scheitelwärts gelegenen Anteile werden zurückgehalten. Mit dem Gyrus cinguli ändert die A. pericallosa ihren Platz, so daß diese im angiographischen Bild das Falxzeichen angibt. Ein weiterer Untersuchungsbefund, welcher diese Seitenverschiebung verrät, ist die echoencephalographische Verschiebung des Septum pellucidum.

Da die Falx in ihren hinteren Abschnitten sehr nahe am Corpus callosum verläuft, ist die Seitenverschiebung hinten geringer. Dafür wird hier das Corpus callosum gelegentlich von unten nach oben gegen die Falx gepreßt, besonders beim Hydrocephalus. Der Balken wird dadurch eingekerbt.

3.2. Einklemmung am Clivus sellae und am Tentoriumrand

Supratentorielle raumverdrängende Prozesse, besonders einseitige, temporal gelegene, führen nicht nur zur seitlichen Verschiebung, sondern auch zu einer solchen von rostral nach caudal. Es kommt deshalb zu einer Einklemmung des Uncus hippocampi im Tentoriumschlitz. Die entsprechende Schnürfurche zieht sich oft bis weit hinten an die Medialfläche des Occipitallappens. Durch die Einklemmung des Uncus kommt es zu einem Raummangel im Tentoriumschlitz und zu einer seitlichen Verschiebung des oberen Hirnstammes. Dadurch wird der Hirnschenkel der Gegenseite an die Kante des Tentoriums angepreßt, so daß er eine Drucknekrose erleidet. Das führt zu entsprechenden motorischen Ausfällen, die das klinische Bild komplizieren können. Beim gleichen Vorgang wird der N. oculomotorius an der Cliviuskante abgeschert, wobei die besonders empfindlichen parasympathischen Fasern zuerst ausfallen: es kommt auf der entsprechenden Seite zu einer lichtstarren weiten Pupille – ein Zeichen, das besonders bei posttraumatischen intrakraniellen Blutungen beachtet werden muß (vgl. Kapitel über Trauma).

Ferner kommt es zu Kompressionen und Abwinkelungen der A. cerebri posterior und der sie begleitenden Venen. Sie führen häufig zu Infarkten der Occipitalrinde medial, und damit gelegentlich zu Hemianopsien und Rindenblindheiten (vgl. Abb. 15 b, Inf).

Bei solchen intrakraniellen Raumverdrängungen kommen Blutungen im rostralen Hirnstamm zustande, welche fast immer tödlich sind. Sie kommen ausschließlich bei Massenverschiebungen vor und werden deshalb „Verschiebeblutungen" genannt. Untersuchungen an Serienschnitten und Injektionspräparaten haben gezeigt, daß sie teils venösen, teils arteriellen Ursprunges sind. Stauungen einerseits und Ausrisse von Zweigen der A. basilaris aus dem Parenchym des Hirnstammes andererseits sind die häufigsten angeschuldigten pathogenetischen Mechanismen. Die Ausrisse können dadurch zustandekommen, daß sich allein der Hirnstamm von rostral nach caudal verschiebt, während die Gefäße an der Schädelbasis und am Tentorium cerebelli verankert sind. Bei Kompression des Mittelhirns kann es auch zum Verschluß des Aquaeductus Sylvii kommen und damit zum akuten Hydrocephalus.

Eine weitere, klinisch nicht bedeutsame Schnürfurche findet sich gelegentlich an der Basis des Stirnlappens, entsprechend dem kleinen Keilbeinflügel.

3.3. Schnürfurchen an den Kleinhirntonsillen entsprechend dem Foramen occipitale

Sie kommen vorwiegend bei Prozessen mit beidseitiger frontaler Lokalisation sowie bei solchen der hinteren Schädelgrube vor. Die cerebellären Tonsillen führen zur Kompression der Medulla oblongata. Da in dieser die Atem- und Kreislaufregulationszentren liegen, führt diese Art der Einklemmung rasch zum Tode, meist rascher, als daß in ihrem Bereiche histologische Veränderungen eintreten könnten.

4. Sekundäre Degenerationen; Regenerationsversuche

Die Arten der sekundären Degeneration. Wird ein Axon durch irgendeinen Vorgang durchtrennt, so degeneriert regelmäßig sein distaler Stumpf (Wallersche Degeneration). An bestimmten Stellen im Zentralnervensystem degeneriert zudem ein Teil der Neurone, mit denen dieses Axon Synapsen bildet (transsynaptische oder transneurale Degeneration). Es kommt auch vor, daß der perikaryonwärts von der Durchtrennungsstelle gelegene Anteil der Zelle degeneriert (ascendierende Degeneration oder retrograde Degeneration).

4.1. Wallersche Degeneration

Sie tritt in allen Neuronensystemen ein und ist von allen sekundären Degenerationen am besten untersucht. Es kommt zu einer Fragmentierung des Axons mit Ersatz der Neurotubuli durch Neurofilamente, Vermehrung des glatten ER und zur Anreicherung der Organellen in der Nähe der Ranvierschen Schnürringe.
Die Markscheide wird ebenfalls fragmentiert. Sie zerfällt einerseits in staubförmige Trümmer, andererseits in größere Ovoide. Dabei verändert sich ihre chemische Zusammensetzung und deshalb auch ihre Färbbarkeit: an der intakten Markscheide herrschen die stark polarisierten Phospholipide vor. Diese werden innert der ersten Woche umgebaut. Dadurch werden sie Farbstoffen für unpolarisierte Lipide, sogenannte Neutralfette, zugänglich: Die Marchische Reaktion wird positiv und später auch die Sudan-rot-Färbung.
Während das Schicksal der Schwannschen Zelle des peripheren Nerven im Laufe der Wallerschen Degeneration einigermaßen bekannt ist (s. Kap. IX über das periphere Nervensystem), ist dasjenige der markscheidenbildenden Oligodendroglia im Zentralnervensystem noch sehr unvollständig erforscht. Möglicherweise werden diese Zellen nekrotisch und gehen unter, möglicherweise verwandeln sie sich in Phagocyten und bauen die Markscheide zu Neutralfetten ab.

4.2. Transsynaptische oder transneuronale Degeneration

Sie tritt bei weitem nicht so regelmäßig auf wie die Wallersche Degeneration. Die Stellen, wo wir sie hauptsächlich beobachten können, sind einerseits das Corpus geniculatum laterale als Folge von Unterbrechungen des Nervus opticus und andererseits der Ponsfuß als Folge ausgedehnter Zerstörungen des Frontal- und Temporallappens und einer entsprechenden Degeneration von corticopontinen Fasern.

4.2.1. Licht- und elektronenmikroskopische Aspekte

Die von der transsynaptischen Degeneration befallenen Perikarien werden kleiner, ebenso ihr Zellkern und der Gehalt an Nissl-Substanz. Einzelne Zellen scheinen ganz zu verschwinden, wobei es gelegentlich zum Phänomen der Neuronophagie kommt. Das Studium der transsynaptischen Degeneration kann Aufschluß über die Faserverbindungen geben. So wurden die Afferenzen des Corpus geniculatum laterale auf Grund der sekundären Ganglienzellveränderungen nach Degeneration des N. opticus erschlossen.

Eine neuere Beobachtung über transsynaptische Degeneration im Corpus geniculatum laterale zeigte, daß wenige Tage nach der Durchtrennung des Opticus Synaptosomen, d. h. die synaptische Membran mit Anteilen der prä- und postsynaptischen Zelle, von Gliazellfüßchen abgeschält und später phagocytiert werden. Dies ist einer der wenigen Ansätze zu einer Pathologie der Synapsen.

4.3. Ascendierende oder retrograde Degeneration

Bei einer Axondurchtrennung kommt es regelmäßig zu einer Degeneration des proximalen Stumpfes in der unmittelbaren Nachbarschaft der Durchtrennung. Diese unterscheidet sich kaum von der Wallerschen Degeneration. Nur selten geht das betroffene Neuron vollständig zugrunde. Häufiger zeigt sich das Bild der axonalen Reaktion oder zentralen Chromatolyse (s. 1.1.1.1.).

4.4 Regenerationstendenzen im Zentralnervensystem

Eine Regeneration im zentralen Nervensystem des Warmblüters ist nicht möglich. Das steht im Gegensatz zu den Verhältnissen im peripheren Nerven und zu denen beim kaltblütigen Wirbeltier. Es gibt aber immerhin Hinweise darauf, daß Zellen des Zentralnervensystems der Säuger eine solche Regeneration versuchen. Es wäre denkbar, daß therapeutische Maßnahmen möglich werden, welche diese Versuche erfolgreich unterstützen.

4.4.1. Zweikernige Neurone

lassen sich bei verschiedensten pathologischen Prozessen nachweisen. Sie werden hauptsächlich im Cerebellum (Purkinje-Zellen) beobachtet, gelegentlich auch in der Großhirnrinde und im Thalamus. Es dürfte sich dabei um einen abortiven Teilungsversuch handeln.

4.4.2. Regenerationsversuche im Rückenmark nach traumatischen Durchtrennungen

Solche gehen von Axonen der Spinalganglienzellen aus. Sie suchen den Anschluß an die proximalen Rückenmarks-Anteile. Sie führen nicht zu funktionstüchtigem Ersatz.

4.4.3. Aussprossung unbemarkter Nervenfasern aus der Gefäßadventitia

Sie kommt in der Umgebung ausgedehnter Zerstörungsherde im Rückenmark und in der Nähe von großen Infarkten des Großhirns vor. Diese Fasern folgen so gut wie immer kleinen Gefäßsprossen. Es kommt zu neuromartigen Neubildungen.

4.4.4. Remyelination entmarkter Bezirke

Sie wurde früher für unmöglich gehalten. Nun wurde aber Remyelination im Anschluß an experimentelle Entmarkung (Verlust der Markscheiden bei Erhaltung der Achsencylinder) im Rückenmark beobachtet. Man neigt deshalb heute dazu, auch Beobachtungen der menschlichen Neuropathologie, die „shadow-plaques" der multiplen Sklerose und den sogenannten Status marmoratus als Remyelination oder gar überschießende Myelination zu deuten.

Kapitel II

Mißbildungen und Fehlentwicklungen.
Das Problem der cerebralen Kinderlähmung

1. Allgemeines

Die Behandlung dieser beiden Probleme erfolgt aus praktischen Gründen in einem einzigen Kapitel. Cerebrale Kinderlähmung ist definiert als Folge einer abgeschlossenen, nicht mehr progredienten Hirnschädigung in der Schwangerschaft oder in der Perinatalperiode. Es handelt sich somit um einen klinischen Begriff. Ein Teil dieser Fälle ist durch Mißbildungen verursacht, ein Teil durch anders geartete Schäden.

2. Mißbildungen des Zentralnervensystems

Da die embryologische Entwicklung des Zentralnervensystems kompliziert ist, gibt es zahlreiche Möglichkeiten der Entgleisung, die auch verhältnismäßig häufig sind. Jedoch sind nur wenige Mißbildungen lebensfähig, so daß wir uns im Rahmen dieses Buches verhältnismäßig kurz fassen können. Wir beschränken uns auf zwei Gruppen: Dysraphische Störungen (Störungen beim Schluß des Neuralrohres, s. 2.1.) und Aufbaustörungen des Neocortex s. 2.2.

2.1. Dysraphische Störungen (Störungen beim Schluß des Neuralrohres)

2.1.1. Syringomyelie

Es handelt sich um eine ausgedehnte Höhlenbildung (Syrinx = griechisch Flöte) im Rückenmark, meist cervical gelegen, die sich gewöhnlich erst im 3. bis 5. Lebensjahrzehnt äußert.
Die klinischen Symptome bestehen aus schweren trophischen Störungen, Ausfällen der Pyramidenbahn und einer selektiven Störung des Temperatur- und Schmerzsinnes. Ein Teil der trophischen Störungen rührt daher, daß die Patienten sich häufig verbrennen oder sich anderen Schädlichkeiten aussetzen, ohne es zu verspüren.
Pathologische Anatomie. Makroskopisch (Abb. 16a) scheint das Rückenmark verdickt, gelegentlich spürt man aber schon bei der Berührung von außen, daß es innen hohl ist. Auf dem Querschnitt erkennt man ein ausgedehntes Höhlensystem, dessen Ausdehnung von einem Niveau zum anderen sich beträchtlich ändert, bald den Zentralkanal mit einschließt, bald daneben liegt, bald ausschließlich graue Substanz befällt, bald auch Grundbündel, Pyramidenbahn und andere Anteile der weißen Substanz mitbefällt.
Die Höhle enthält meist eine wasserklare oder leicht gelbliche Flüssigkeit. Es kann die ganze Länge oder nur ein kleiner Teil des Rückenmarks befallen sein. Gelegentlich greift die Veränderung auch auf die Medulla oblongata über (Syringobulbie).
Mikroskopisch ist nur ein kleiner Teil der Höhle mit Ependym des Zentralkanals ausgekleidet, meist liegen die Höhlen wie ausgestanzt in gesundem Gewebe, umgeben von Gliafasern, gelegentlich auch Rosenthal-Fasern. Es sind dies plumpe, würstchenförmige Gebilde, die sich ähnlich wie Markscheiden anfärben und die wahrscheinlich eine primitive Form von Gliafasern sind (vgl. Kap. VIII, Astrocytome).

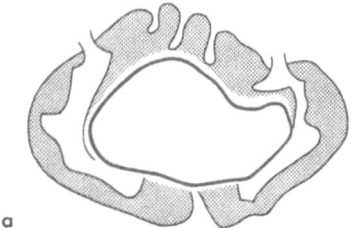
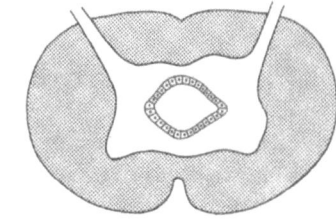

Abb. 16. Syringomyelie und Hydromyelie. a) Rückenmarksquerschnitt bei Syringomyelie. b) Rückenmarksquerschnitt bei Hydromyelie. Hier besteht also lediglich ein sehr stark ausgeweiteter Zentralkanal, während bei Syringomyelie die Höhlenbildung weit auf das Parenchym übergreift

Die klinisch-pathologische Korrelation ist leicht zu verstehen: durch Befall der Vorderhörner kommt es zu Muskelatrophien; durch den Befall der vorderen weißen Commissur und des Hinterhornes entstehen die dissoziierten, ausschließlich den Temperatursinn betreffenden Sensibilitätsstörungen auf dem entsprechenden Niveau.

Zur Pathogenese und Ätiologie. Es ist umstritten, ob die Syringomyelie familiär vorkommt (Krücke, Peters). Allgemein anerkannt ist, daß wahrscheinlich Störungen der Ausbildung des Zentralkanals zugrunde liegen. Dieser durchläuft – fetal und nach der Geburt – normalerweise mehrere Stadien: zuerst eine Einengung des primitiven Neuralrohrs entlang der hinteren Raphé, dann eine Dissoziation des Ependyms, von dem einzelne Zellgruppen in die Tiefe des Parenchyms versprengt werden. Da die Ependymzellen ursprünglich Liquor sezernieren können, sollen sie zur Genese der Höhlenbildung beitragen (Staemmler). Gelegentlich wird auch eine Kombination mit dysraphischen Störungen des Kleinhirns beobachtet, ferner mit der Neurofibromatosis von Recklinghausen und mit Skelettanomalien.

Wahrscheinlich spielen aber auch exogene Faktoren eine Rolle, da körperlich streng arbeitende Männer besonders häufig befallen sind und ähnliche Höhlen in der Umgebung von früheren Blutungen oder entzündlichen Nekroseherden (z. B. Poliomyelitis) beobachtet werden.

2.1.2. Hydromyelie: Begriffliche Abgrenzung (Abb. 16b)

Hydromyelie unterscheidet sich von Syringomyelie dadurch, daß bei Hydromyelie ein weit offener Zentralkanal besteht. Sie ist wahrscheinlich ebenfalls eine Form der Dysraphie, indem bei ihr das primitive Neuralrohr nicht weiter eingeengt wurde. Klinisch soll es bei der Hydromyelie zu Hinterstrangsymptomen und spino-cerebellären Symptomen kommen.

2.1.3. Myelomeningocele (Spina bifida cystica) (Abb. 17a)

Es handelt sich um einen häutigen, meist mit Flüssigkeit gefüllten Sack über einem nicht geschlossenen Wirbelkanal, meist auf der Höhe des thoraco-lumbalen Überganges gelegen. Dieser Sack kommuniziert mit dem Liquorraum und ist von Leptomeningen, überzogen mit Epidermis, gebildet. In seinem Grund liegt das unverschlossene Rückenmark, das an dieser Stelle also im Stadium der Neuralplatte geblieben ist und kein Neuralrohr bildete. Gelegentlich ist diese eben-

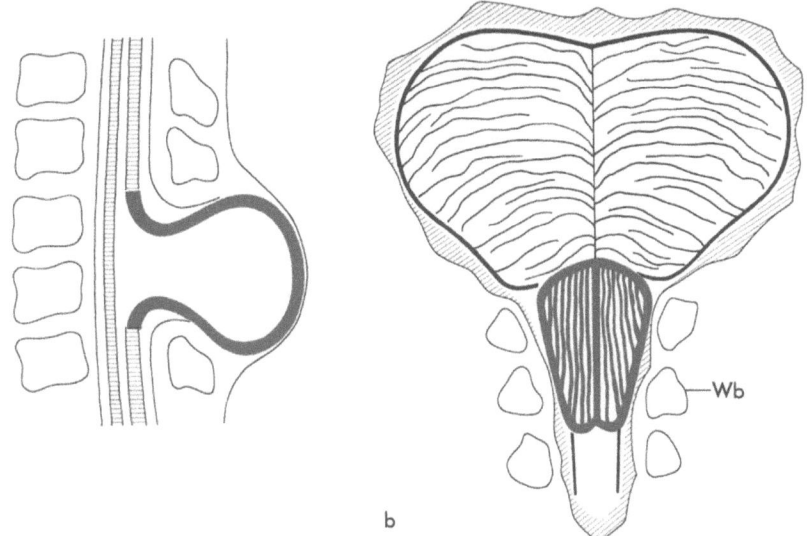

Abb. 17 a. u. b. Myelomeningocele und Arnold-Chiarische Mißbildung.
a) Myelomeningocele.
▭ = normal ausgebildete Rückenmarksabschnitte
■ = ausgestülpter Sack, bestehend aus Gliafasern und Meningen, lediglich von Epidermis überzogen.
b) Kleinhirn bei Arnold-Chiarischer Mißbildung, von hinten gesehen, Wirbelkanal breit eröffnet gedacht.
Wb = Wirbelbögen.
▦ In den Wirbelkanal ausgedehnte Anteile des Kleinhirns

falls stark abgeplattet. Oberhalb der eigentlichen Mißbildung besteht eine Hydromyelie.
Sind im vorgewölbten Sack (der Coele) keine nervösen Elemente vorhanden, so spricht man von Meningocele. Sind solche vorhanden, ist also das Neuralrohr ebenfalls ausgebuchtet, so spricht man von Myelomeningocele. Fast immer leiden diese Patienten an einer mehr oder weniger stark ausgeprägten Parese der unteren Extremitäten.
Therapie: Wegen der Infektionsgefahr sollten diese Mißbildungen unmittelbar nach der Geburt abgetragen und das Neuralrohr verschlossen werden.

2.1.4. Arnold-Chiarische Mißbildung und ähnliche

Die Arnold-Chiarische Mißbildung besteht aus einer Einsenkung des Kleinhirnwurmes durch das Foramen occipitale magnum in den Wirbelkanal und einer entsprechenden Verlängerung und Verformung der Medulla oblongata (Abb. 17b). Gelegentlich setzt sich das Velum medullare posterior als lange Fortsetzung des 4. Ventrikels in den Wirbelkanal hinein fort. Es ist oft gliös verändert und verschließt die Foramina Magendi et Luschkae.

Schwere Formen sind besonders häufig mit einer Myelomeningocele und einem Hydrocephalus vergesellschaftet und führen dementsprechend schon beim Kleinkind zu schweren Entwicklungsstörungen.

Leichtere Formen können sich unter Umständen erst später im Leben manifestieren, etwa mit akut auftretenden Hirndruckzeichen. Diese Formen sind gelegentlich mit Skelettanomalien wie Platybasien und unvollständigem Schluß der Wirbelbögen kombiniert.

Anstelle der Arnold-Chiarischen Mißbildung oder gleichzeitig mit ihr finden sich oft auch andere Veränderungen des Kleinhirns und des Hirnstammes: Störungen des Kleinhirnrindenaufbaues, Dysplasien und Aplasien des Kleinhirns, Aplasien des Unterwurmes, der durch eine große Cyste ersetzt ist (Dandy-Walker-Syndrom).

2.1.5. Progressiver Hydrocephalus

Dieser ist sehr häufig mit Myelomeningocele und Arnold-Chiarischer Mißbildung vergesellschaftet. Seine Genese soll deshalb hier behandelt und anhand eines Schemas erläutert werden (Abb. 18).

Der Liquor wird von den Plexus Choreoidei sezerniert und in den Villi arachnoidei, den Pacchionischen Granulationen und den Wurzeltaschen resorbiert. Er fließt dabei von den Seitenventrikeln durch das Foramen Monroi in den 3. Ventrikel und von dort aus durch den Aquaeductus Sylvii in den 4. Ventrikel. Im Plexus choreoideus des 4. Ventrikels, der teilweise auch extracerebral im Subarachnoidalraum liegt, wird weiterer Liquor produziert. Er fließt vom 4. Ventrikel durch die Foramina Luschkae et Magendi in den Subarachnoidalraum. Hier breitet er sich einerseits entlang dem Liquorraum des Rückenmarks bis zu den Wurzeltaschen aus, andererseits fließt er entlang der Hirnkonvexität zu den Villi arachnoidei und den Pacchionischen Granulationen.

Zum Hydrocephalus progressivus kommt es einerseits, wenn mehr Liquor sezerniert als resorbiert wird (Hydrocephalus aresorptivus und hypersecretorius), oder wenn seiner Zirkulation Hindernisse im Weg stehen (Hydrocephalus occlusivus).

Ein Hydrocephalus hypersecretorius ist eine Seltenheit und kommt nur bei Papillomen des Plexus choreoideus vor.

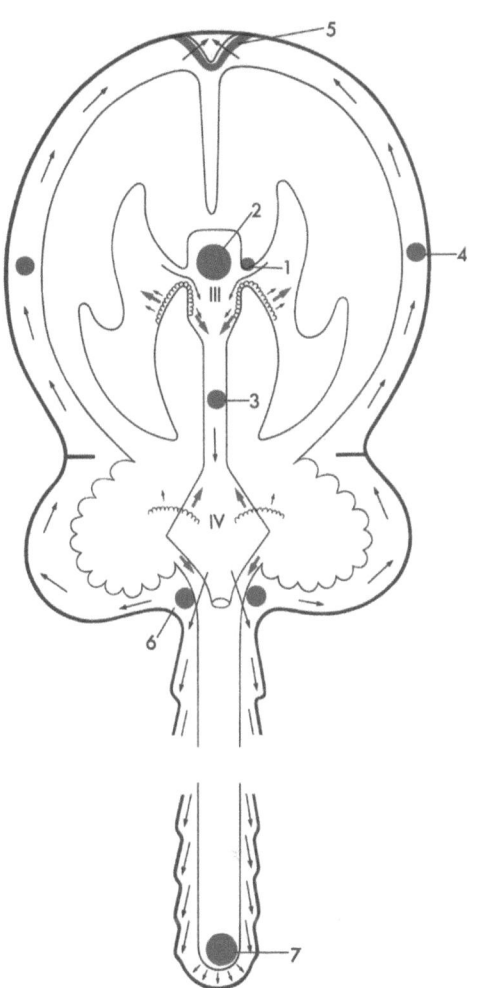

Abb. 18. Schema der Liquorzirkulation und der Entstehungsweisen des progressiven Hydrocephalus.
⁓⁓⁓ = Plexus chorioideus. III u. IV = 3. und 4. Ventrikel. → = Liquorsekretion. → = normale Liquorzirkulation. ● = praktisch wichtige Liquorzirkulationshindernisse, zum progressiven Hydrocephalus führend: 1) Verschluß des Foramen Monroi durch subependymale Geschwülste, 2) Tumor des 3. Ventrikels, oft zum Verschluß beider Foramina, Monroi führend (besonders Kolloidcysten), 3) Verschlüsse des Aquaeductus Sylvii (meist Mißbildungen, oft kombiniert mit Arnold-Chiarischer Mißbildung, 4) Hindernisse in der extracerebralen Liquorzirkulation, z.B. nach Meningitiden, 5) Resorptionsstörung in den cerebralen Sinus (z.B. nach Thrombosen derselben), 6) Verschluß der Foramina Magendie et Luschkae durch Kleinhirnmasse bei Arnold-Chiarischer Mißbildung, 7) Verschluß von Liquorresorptionsstellen an den Wurzeltaschen in Cauda der equina oder höher (vorwiegend Tumoren)

Ein Hydrocephalus aresorptivus ist hingegen verhältnismäßig häufig, etwa wenn nach Blutungen in den Liquorraum der Zugang zu den Villi arachnoidei verlegt ist, wenn nach Thrombosen cerebraler venöser Sinus ungenügend resorbiert wird oder wenn gar ein Tumor der Cauda equina oder des Rückenmarks den Zufluß des Liquors zu den Wurzeltaschen verschließt.

Eine besondere Form des aresorptiven Hydrocephalus im Alter ist der Hydrocephalus male resorptivus, der möglicherweise auf einer Fibrose der Leptomeningen beruht und der zum klinischen Bild einer präsenilen Demenz führen kann. Es ist von großer Wichtigkeit, dieses Bild zu erkennen, da solche Patienten auf Shunt-Operationen prompt ansprechen. Als Übergangsformen zwischen occlussivem und aresorptivem Hydrocephalus können diejenigen Formen betrachtet werden, bei denen die extracerebrale Liquorzirkulation behindert ist – etwa durch Meningitiden, Tumoren oder Blutungen.

Occlusive Hydrocephali finden sich hauptsächlich bei intraventriculären Tumoren, z. B. bei der Paraphysencyste oder Colloidcyste des 3. Ventrikels (vgl. Kap. VIII).

Die Hydrodynamik des progressiven kleinkindlichen Hydrocephalus, der meist mit Myelomeningocele und Arnold-Chiarischer Mißbildung assoziiert ist, ist nicht ohne weiteres verständlich. Zwar sind Obstruktionen der Liquorzirkulation durch gleichzeitige Aquäduktverschlüsse, Verschlüsse der Foramina Magendi et Luschkae, Einpressung dieser Foramina ins Foramen occipitale magnum ohne weiteres verständliche Mechanismen der Liquorstauung. Der gleiche Mechanismus kann aber bei den schweren Kleinhirnaplasien kaum eine Rolle spielen, da ja dort der Raum dieser Foramina weit offen liegt und man oft ohne weiteres in den 4. Ventrikel hineinsehen kann. Trotzdem sind solche Kleinhirnaplasien und Dysplasien relativ häufig mit Hydrocephalus assoziiert.

2.2. Aufbaustörungen des Neocortex

Gemeinsamer Entstehungsmechanismus. Im ursprünglichen Neuralrohr liegt der größte Teil aller Neuroblasten in der unmittelbaren Umgebung des Lumens. Ihre Fortsätze, d. h. die noch unbemarkte „weiße" Substanz, liegen außen. In der Großhirnrinde werden diese Verhältnisse im Laufe der Entwicklung umgekehrt. Die zukünftigen Ganglienzellen müssen also von der Umgebung des Ventrikelsystems in die Peripherie wandern (Abb. 19). Damit es zu einem regelrechten

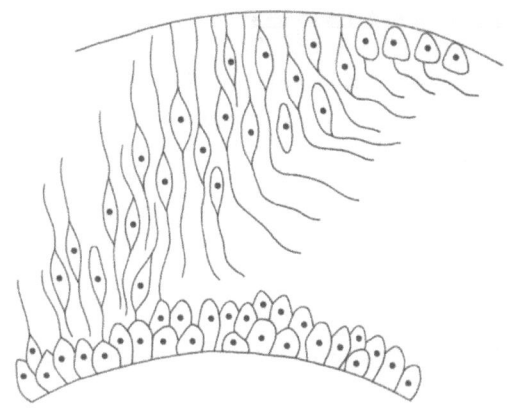

Abb. 19. Schematische Darstellung der Neuronenmigration bei der Bildung des Neocortex. Unten wird das Innere des Ventrikelsystems, respektive des Neuralrohrs angenommen, oben die meningeale Oberfläche. Links im Bild die ursprüngliche Anordnung der neuronalen Keimzellen um die Hirnkammern, rechts ihre definitive Verteilung in Rinde und Ependym. Dazwischen die Migration

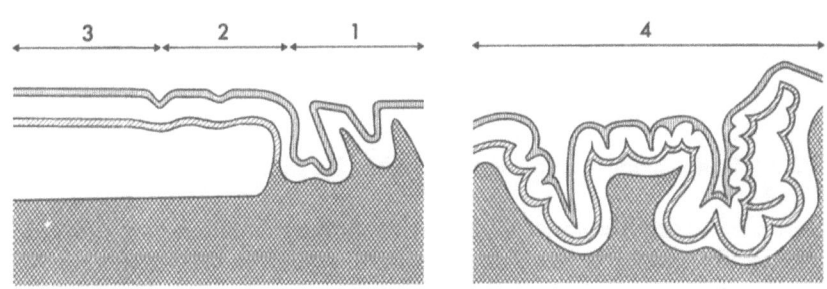

Abb. 20. Schema der durch Migrationsstörung entstandenen Rindenmißbildungen. (Nach Crome, L. und Stern, J., 1972).

1) Normale Rinde, 2) Pachygyrie, 3) Lissencephalie, 4) Mikropolygyrie,
- Weiße Substanz
- Neuronen
- Schicht mit dichtliegenden Markscheiden
- Neuronenfreie äußerste Rindenschicht

Aufbau der Hirnrinde kommt, muß diese Wanderung nach einem genauen Plan erfolgen. Kommt es dabei zu Störungen, so entstehen Rindenanomalien: Rindenektopien, Mikropolygyrie, Pachygyrie und Lissencephalie (Abb. 20).

2.2.1. Rindenektopien

Hier liegt graue Substanz in unmittelbarer Nachbarschaft des Ventrikelsystems. Sie ist gelegentlich von Markstrahlen durchzogen. Der celluläre Aufbau ist demjenigen der Rinde entfernt ähnlich. Man findet diese Anomalie gelegentlich bei Verstorbenen, die offenbar normal lebenstüchtig waren, daneben aber auch bei hochgradig Schwachsinnigen und Trägern von Trisomien.

2.2.2. Mikropolygyrie (= Mikrogyrie)(Abb. 20, 4)

Sie ist die häufigste Aufbaustörung der Großhirnrinde. Sie besteht einerseits in einer abnormen Schichtung der Rinde (4 Schichten, s. Abb. 20), andererseits aus einer sehr kleinen, oberflächlichen Fältelung, so daß die Hirnoberfläche an eine gepflasterte Straße oder an Krokodilleder erinnert. Eine ähnliche Aufbaustörung wird gelegentlich auch in der Kleinhirnrinde beobachtet.
Je nach Ausdehnung und Lokalisation können geringere oder schwerere psychische und neurologische Entwicklungsstörungen zustande kommen.

2.2.3. Pachygyrie (= Makrogyrie) (Abb. 20, 2)

Sie ist bedeutend seltener als die Mikropolygyrie. Auch hier kommt es zu einem vierschichtigen Rindenaufbau, wobei im Gegensatz zur Mikropolygyrie sich die tiefste Zellschicht tief in das weiße Marklager ausbreitet. Die Sulci sind hier noch weiter abgeflacht als bei der Mikropolygyrie, so daß größere Zonen sulcusfrei zu sein scheinen. Diese Veränderung ist gelegentlich vergesellschaftet mit ähnlichen Störungen im Aufbau der Kleinhirnrinde und der Medulla oblongata.

2.2.4. Agyrie und Lissencephalie (Abb. 20, 3)

Sie ist ein Extremfall von Pachygyrie, so daß das ganze Gehirn ohne Sulci zu sein scheint. Es gibt gelegentlich familiäre Lissencephalien, bei welchen, im Gegensatz zur Pachygyrie, die vorhandenen Rindenstücke einigermaßen normal aufgebaut wirken. Das Keimlager scheint sich hier abnorm rasch zu erschöpfen.

3. Andere pathologisch-anatomische Grundlagen der cerebralen Kinderlähmung

Es sind dies die Porencephalie und Hydranencephalie (3.1.), die hypoxisch perinatale Hirnschädigung und die ihr folgende Gliose der weißen und grauen Substanz (3.2.) sowie Spätzustände nach Kernikterus (3.3.). Ferner soll in diesem Abschnitt die Mikroencephalie besprochen werden (3.4.).

3.1. Porencephalie und Hydranencephalie

Das Wort „Porencephalie" wird von verschiedenen Neuropathologen und Klinikern ganz verschieden gehandhabt. Einzelne verstehen darunter jede Höhlenbildung im Gehirn. Die meisten aber, denen wir uns hier anschließen, verstehen nur solche Defekte darunter, welche eine Verbindung zwischen dem Ventrikelsystem und der Hirnoberfläche schaffen (Abb. 21). Sie sind meist von einer dünnen Haut, bestehend aus Leptomeningen und Gliafasern, überzogen. Ihre Größe ist beträchtlich. Sie sind mindestens fingerdurchgängig, oft größer. Wenn Pori symmetrisch liegen und je eine Verbindung zwischen dem Vorderhorn eines Seitenventrikels und der einen lateralen Oberfläche bilden, können groteske Verformungen, sogenannte „Korbhenkelgehirne" entstehen.

Ein Extremfall der Porencephalie ist die Hydranencephalie. Bei ihr ist die gesamte Konvexität des Gehirns in eine dünne glio-meningeale Membran umgewandelt. Durch diese kann man unmittelbar auf den stark abgeflachten Boden der Seitenventrikel und des dritten Ventrikels sehen und darin die Erhebungen des Caput nuclei caudati und des Thalamus erkennen.

Am Rand der Pori und des hydranencephalen Defektes, an der Ansatzstelle der glio-meningealen Membran, liegen oft Ansammlungen von haemosiderinhaltigen Makrophagen – ein Hinweis darauf, daß Pori möglicherweise durch fetale Blutungen entstehen. Jedenfalls handelt es sich hier nicht um eine Aplasie, sondern um die Folge einer Destruktion während der Fetalzeit. Ihre Ätiologie ist noch nicht bekannt. Klinisch äußern sich Pori je nach Größe und Lokalisation durch die verschiedensten Symptome: Lähmungen, Entwicklungsstörungen, Intelligenzdefekte und epileptische Anfälle.

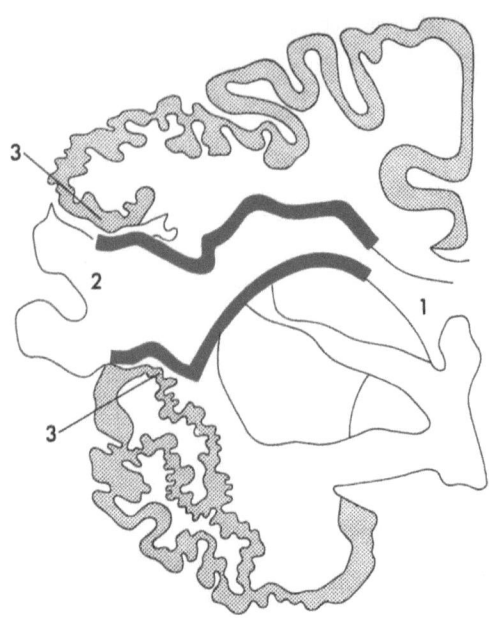

Abb. 21. Porencephalie, Frontalschnitt, schematisch. (Nach Crome, L. und Stern, J., 1972).

━ = Pathologische Verbindung zwischen Ventrikelsystem (1) und Leptomeningealraum (2). Am Rand oft Mikropolygyrie (3)

Hydranencephale Kinder sterben überwiegend in den ersten Lebenswochen. Sie zeigen meist einen einigermaßen normal geformten Schädel, so daß die Diagnose mit zusätzlichen Hilfen, etwa durch Nachweis einer vermehrten Lichtdurchlässigkeit (Diaphanie) gestellt werden muß.

3.2. Status nach hypoxischer Schädigung (Gliose und multicystische Hirnveränderung, Status marmoratus)

Ihr Ausdruck sind ein Ganglienzellverlust der grauen Strukturen, eine starke celluläre und faserbedingte Gliose der grauen und weißen Substanz und gelegentlich eine multicystische Auflösung des ganzen Hirnparenchyms, wobei sich in den Cysten Fettkörnchenzellen befinden. Letztere Veränderung wird von einzelnen Autoren ebenfalls Porencephalie genannt.

Die multicystische Hirnveränderung nimmt graue und weiße Substanz von Großhirn und Kleinhirn in gleicher Weise in Anspruch. Die zwischen reiskorn- und nußgroßen Cysten gelegenen Anteile des Zentralnervensystems sind ebenfalls krankhaft verändert und enthalten massenhaft, gelegentlich sogar ausschließlich, Gliafasern. Besonders stark ist meist die Rinde betroffen, vor allem in der Tiefe der Windungstäler. Es kommt zur sogenannten Ulegyrie (Narbenwindungen). Im Rahmen solcher kleinkindlicher hypoxischer Schäden kann es zu ungewöhnlichen Adaptationen der leptomeningealen Arterien kommen: die Intima proliferiert konzentrisch, so daß ein stark verengtes Lumen konzentrisch in einer normal weiten Lamina elastica interna liegt.

Recht häufig finden sich eine Gliose und Atrophie, die ausschließlich in der weißen Substanz des Großhirns lokalisiert sind, wodurch die Ventrikel stark dilatiert werden. Die weiße Substanz ist dann auf einen schmalen Saum reduziert und stark von Gliafasern durchsetzt. Der Cortex zeigt meist nur geringfügige Veränderungen. Auch die Marklageratrophie ist von schwersten geistigen und motorischen Entwicklungsstörungen begleitet.

Pathogenese: Die Pathogenese der aufgezählten Veränderungen ist leicht zu verstehen: es handelt sich um schwere Geburtsasphyxien, Hypoglykämien und ähnliche Stoffwechselstörungen des Neugeborenen.

3.3. Kernikterus

Auch er kann zu entsprechenden Veränderungen führen. Diese sind aber meist anders verteilt, hauptsächlich im Pallidum, im Ammonshorn, in den unteren Oliven und dem Nucleus subthalamicus lokalisiert.

Über die hämatologischen und serologischen Grundlagen des Kernikterus soll hier nicht berichtet werden; die Krankheit ist glücklicherweise selten geworden. Der Kernikterus, welcher bei Überschwemmung des Organismus mit unkonjugiertem Bilirubin zustande kommt, ist ein Ausdruck der noch unvollständig ausgebildeten Blut-Hirn-Schranke in den besonders empfindlichen Hirnabschnitten. Ferner spielen wohl auch eine gewisse Hypoxie sowie die Elektrolyt- und pH-Verhältnisse eine Rolle. Der Farbstoff wird in den Ganglienzellen aufgenommen und scheint die oxydative Phosphorlation zu blockieren. Die Ganglienzellen gehen unter, die Glia wuchert kompensato-

risch und es kommt zu einem ähnlichen Gewebsbild, wie bei der hypoxämischen Schädigung.
Kinder, welche den Kernikterus überleben, können schwere extrapyramidale Störungen, Taubheit und Schwachsinn zeigen.

3.4. Zur Mikroencephalie

Man versteht darunter ein kleines Gehirn, wobei die Grenze für Erwachsene im allgemeinen willkürlich bei 900 g festgesetzt wird. Viele Autoren unterscheiden symptomatische und echte Mikroencephalien sowie sekundäre. Sekundäre kommen vor allem bei Mißbildungen und allen anderen beschriebenen krankhaften Zuständen vor. Primäre zeigen außer der Kleinheit keine mit unseren üblichen morphologischen Mitteln erfaßbare Anomalien und stammen meist von hochgradig Schwachsinnigen. Bei fast allen Mikroencephalien (sekundär und primär) bestehen auch Mikrocephalien, Verkleinerungen des Schädels. In den meisten Fällen ist es unwahrscheinlich, daß diese die Ursachen der Mikroencephalie sind.

4. Anhang: Dysontogenetische Störungen (sog. Phakomatosen)

Unter der Bezeichnung „Phakomatosen" (mit Flecken einhergehende Krankheiten) werden gewöhnlich die Neurofibromatosis von Recklinghausen und die tuberöse Hirnsklerose sowie einzelne seltenere Syndrome zusammengefaßt. Sie scheinen gemeinsam zu haben, daß bei ihnen etwas in der embryonalen Differenzierung von Schwann-Zellen und Gliazellen entgleist und dadurch abnorme, teilweise tumoröse Gebilde im Bereiche des Nervensystems und anderer Organe zustande kommen.

4.1. Neurofibromatosis von Recklinghausen

Es handelt sich um eine dominant vererbte Krankheit, die sich meist erst nach der Pubertät äußert und hauptsächlich durch das Auftreten

von cutanen Neurofibromen charakterisiert ist. Sie soll durch eine „Bewegungshemmung der Schwannschen Elemente von der zentralen Stätte ihrer Bildung nach der Peripherie verursacht sein, wobei abnorme Zellkompositionen zustande kommen" (zit. nach Schmincke).
Neben den peripher neuralen Manifestationen kommen auch zentrale vor: hauptsächlich kleine Gliazellansammlungen von astrocytenähnlichen Zellen in Rinde und Mark, die den Alzheimer I- und II-Zellen gleichen. Daneben gibt es auch Tumoren des Zentralnervensystems, und zwar einerseits neuroektodermale (Astrocytome und Ependymome, sowie eigentliche Schwannzell-Tumoren [Neurinome] und spongioblastomähnliche Gebilde), solche der Nervenwurzeln (Schwannome oder Neurinome) und Meningeome (vgl. Kap. VIII). Recht häufig äußert sich die Neurofibromatosis von Recklinghausen lediglich als „forme fruste", d. h. in einzelnen, klinisch unbedeutenden Manifestationen der Krankheit.

4.2. Tuberöse Hirnsklerose (Bourneville)

Synonym: Epiloia. Diese Phakomatose geht nicht nur mit Aufbaustörungen des Nervensystems, sondern auch mit Hautmanifestationen (Adenoma sebaceum Pringle), Fibromen am Zahnfleisch und den Nagelrändern, cutanen Angiofibromen, Rhabdomyomen des Herzens und Hamartomen der Niere einher. Die tuberöse Hirnsklerose ist ebenfalls hereditär. Das Vollbild besteht klinisch aus Schwachsinn und Epilepsie, wobei die übrigen Organmanifestationen verschieden intensiv sein können. Abortive Verläufe (formes frustes) sind häufig.
Im Gehirn ist die klassische Läsion der „Tuber", d. h. eine verbreiterte, derbe Rindenwindung, deren Aufbau von der Norm abweicht. In diesen Tuberi kommen Ansammlungen von großen Zellen vor, die einzelne Charakteristika von gemästeter Glia (homogenes Cytoplasma) und andere Charakteristika von Neuronen (prominenter Nucleolus, äußerer Umriß) haben. Gelegentlich kommt es im Inneren solcher Läsionen zu Verkalkungen. Eine weitere charakteristische Läsion liegt subependymal und wölbt das Ependym kerzentropfenartig gegen das Ventrikelinnere vor. Liegen solche Vorwölbungen in der Nachbarschaft eines Foramen Monroi, so kann es zu akuten Verschlüssen desselben und einer entsprechenden Hirndrucksymptomatik kommen.
Histologisch können diesen subependymalen Gebilden verschiedene Typen von Läsionen zugrunde liegen: es kann sich um vorwiegend bipolare spongioblastenähnliche Zellen handeln, die zwischen parallel

gelegenen Faserbündeln gelagert sind, oder aber um große Astrocyten mit homogenem, anfärbbarem Cytoplasma, ähnlich der „gemästeten" Glia. Meist liegen neben diesen glialen Anteilen stark erweiterte cerebrale Venen, so daß in Biopsien gelegentlich cavernöse Angiome diagnostiziert werden.

Obwohl diese Gebilde eine erhebliche Größe erreichen können, sind sie kaum als echte Tumoren anzusehen, sondern eher als Hamartome. Die tuberöse Hirnsklerose steht somit in diesem Punkt im Gegensatz zur Neurofibromatosis von Recklinghausen, bei welcher echte Tumoren vorkommen.

Kapitel III

Degenerative Krankheiten des Nervensystems

1. Allgemeines zur Klassifikation

Verschiedenste Prinzipien sind schon der Klassifikation degenerativer Leiden des Nervensystems zugrunde gelegt worden: die Systematik des Befalls gewisser funktioneller Systeme, die Heredität oder Nicht-Heredität, das Vorhandensein von Speicherprodukten, klinische Kriterien wie Myoklonus, Demenz und andere.
Man kann die Krankheiten in Tabellen ordnen, Ober- und Untergruppen bilden usw. Es ist fraglich, ob damit biologisch tiefere Einsichten gewonnen werden, wenn solche Tabellen auch mnemotechnisch wertvoll sein mögen. Wir diskutieren hier lediglich einzelne Krankheiten und Gruppen von solchen, nämlich:
Die Krankheiten der Motoneurone (2.),
neuroaxonale Dystrophien (3.),
senile Demenz, Alzheimersche Krankheit und Picksche Krankheit (4.),
extrapyramidale Krankheiten: Morbus Parkinson und Chorea Huntington (5.) und
Sphingolipidosen: Metachromatische Leukodystrophie und familiäre amaurotische Idiotie (Tay-Sachssche Krankheit) (6.).

2. Die Krankheiten der Motoneurone (Abb. 22)

(Synonym: englisch: „motor neuron disease", dieses umfaßt: die amyotrophe Lateralsklerose, die familiäre spastische Spinalparalyse, die Werdnig-Hoffmannsche Krankheit, die Kugelberg-Welandersche Krankheit und die spinale Muskelatrophie Aran-Duchenne).
Alle diese recht verschiedenen Krankheitsbilder haben gemeinsam, daß bei ihnen die unmittelbar an der Motorik beteiligten Neurone de-

generieren, also diejenigen des Vorderhorns und der motorischen Hirnnervenkerne einerseits sowie diejenigen der Pyramidenbahn andererseits.

Die tägliche klinische Erfahrung lehrt, daß es sich offenbar um sehr verschiedene Krankheiten handeln muß. Nicht nur sind einzelne der angeführten Krankheiten erblich und andere nicht, sondern auch ihre klinische Dignität ist unterschiedlich: während die amyotrophe Lateralsklerose und die Werdnig-Hoffmannsche Krankheit innert weniger Monate oder Jahre zum Tode führen, sind die Kugelberg-Welandersche Krankheit, die spinale Muskelatrophie von Aran und Duchenne sowie die spastische Spinalparalyse ausgesprochen chronisch. Das heißt, bei geeigneter Berufswahl braucht keine Invalidität aufzutreten und die Patienten sterben eher *mit* ihrer Krankheit als *an* ihr. Auch das völlig unterschiedliche Erkrankungsalter der von Krankheiten mit malignem Verlauf befallenen Patienten spricht dafür, daß es sich um verschiedene Krankheiten handelt.

2.1. Amyotrophe Lateralsklerose (ALS)

2.1.1. Klinischer Verlauf

Über Erkrankungsalter, Akuität des Verlaufes siehe Tabelle 2. Die Krankheit führt unerbittlich ohne Remissionen zum Tode. Die Lokalisation ist unterschiedlich: von Hirnnerven innervierte Muskeln, obere und untere Extremitäten, proximale und distale Muskeln können symmetrisch und asymmetrisch befallen sein. Neben Atrophie der befallenen Muskelgruppen (Name!) fällt ihr Fibrillieren und Fasciculieren auf. Trotz dieser starken Atrophie der Muskulatur sind bei starkem Befall der Pyramiden die Eigenreflexe gesteigert, und es besteht der Babinskysche Fußsohlenreflex.

Häufigkeit. Eine auf etwa 1000 Sektionen zeigt eine amyotrophe Lateralsklerose.

2.1.2. Pathologische Anatomie (Abb. 22 d)

Im Zentralnervensystem sind die den geschwundenen Muskeln entsprechenden Vorderhornzellen und die ihnen entsprechenden Zellen der motorischen Hirnnervenkerne (besonders Facialiskern, Hypoglossuskern und Trigeminuskern) atrophisch. Man findet nicht nur eine

Tabelle 2 a. Tabellarische Übersicht der Krankheiten der Motoneurone

Name der Krankheit	Vorzugsalter bei Erkrankung	Dauer von Erkrankung bis Tod	Vorwiegender pathologisch-anatomischer Befall	Allfällige Heredität
Amyotrophe Lateralsklerose (ALS)	30 – 60 Jahre	2 – 5 Jahre	Vorderhornzelle, motorische Hirnnervenkerne, Pyramidenbahn	Einzelne Fälle familiär
Spastische familiäre Spinalparalyse	60 – 80 Jahre	Jahrzehnte	Pyramidenbahn	Regelmäßig familiär
Aran-Duchenne'sche spinale Muskelatrophie	Erwachsene	Jahrzehnte	Vorderhornzellen	
Kugelberg-Wellander'sche Pseudomuskeldystrophie	Um 20 Jahre	Jahrzehnte	Vorderhörner entsprechend der Proximalen Extremitätenmuskulatur	Familiär
Werdnig-Hoffmann'sche Krankheit	Neugeborene, Kleinkinder	Monate	Vorderhorn hauptsächlich	Gelegentlich familiär

numerische Reduktion dieser Zellen, sondern auch in Untergang begriffene Ganglienzellen: solche, in denen die Nissl-Substanz und der Kern zu einer homogenen Masse zusammengeklumpt sind, während der Rest des Cytoplasmas in ein Säckchen voll grau-braunem, lipofuscinähnlichem Pigment umgeformt ist (chronische Zellveränderung, siehe allgemeines Kapitel) und gelegentliche Neuronophagien. Außerdem findet man im Vorderhorn und seinen Äquivalenten eine Vermehrung der Astrocyten und der Gliafasern.

Der Befall der Pyramidenbahn ist nach unserer Erfahrung wenig konstant und auf den verschiedenen Niveaus sehr unterschiedlich ausgebildet. Von den descendierenden Degenerationen infolge von Zerstörungen unterscheidet sie sich meist durch ihre Unvollständigkeit und ihre unscharfe Begrenzung.

Gelegentlich ist auch der Befall der vorderen Zentralwindung sehr eindrucksvoll. Schon makroskopisch kann sie dann durch ihre kammartige Atrophie und die Erweiterung der umgebenden Sulci auffallen. Die großen Betzschen Pyramidenzellen sind dabei meist gelichtet, die verbleibenden zeigen Neuronophagien und chronische Zellveränderungen.

Nach unserer Erfahrung ist der Befall des zentralen Neurons viel weniger konstant als der des peripheren. Nicht allzu selten ist der Befall der Pyramidenbahn – ob klinisch nachgewiesen oder nicht – morphologisch nicht zu belegen. Die Zuordnung dieser Fälle zur Aran-Duchenneschen Muskelatrophie, wie das gelegentlich in der amerikanischen Literatur geschieht, ist deshalb noch lange nicht gerechtfertigt. Die amyotrophe Lateralsklerose verläuft bösartig, die Aran-Duchennesche Muskelatrophie verhältnismäßig benigne.

Neben diesem klassischen Befall der motorischen Systeme können auch sensible Bahnen befallen sein, z. B. die spino-cerebellären Hinterstränge der Balken. Diese Ausfälle entsprechen wohl den gelegentlich beobachteten sensiblen Störungen und psychoorganischen Syndromen. Sie sind aber fast immer diskret und nur mit Spezialmethoden, etwa der Marchi-Färbung, nachzuweisen.

Peripheres Nervensystem. Motorische Nerven zeigen oft das Bild der Wallerschen Degeneration, das in den peripherstem Abschnitten am deutlichsten zu sein scheint und deshalb als „dying back of the axon" interpretiert werden kann (s. Abb. 23). Im Gefolge der axonalen Störung gehen auch die Markscheiden zugrunde, wobei gelegentlich das Bild der segmentalen Demyelination zustande kommt.

Die Muskulatur zeigt das typische Bild der neurogenen Atrophie, wobei erfahrungsgemäß die felderweise Atrophie bei dieser Krankheit besonders deutlich ist. Der elektromyographische Befund von riesigen motorischen Einheiten spricht dafür, daß die noch erhaltenen motori-

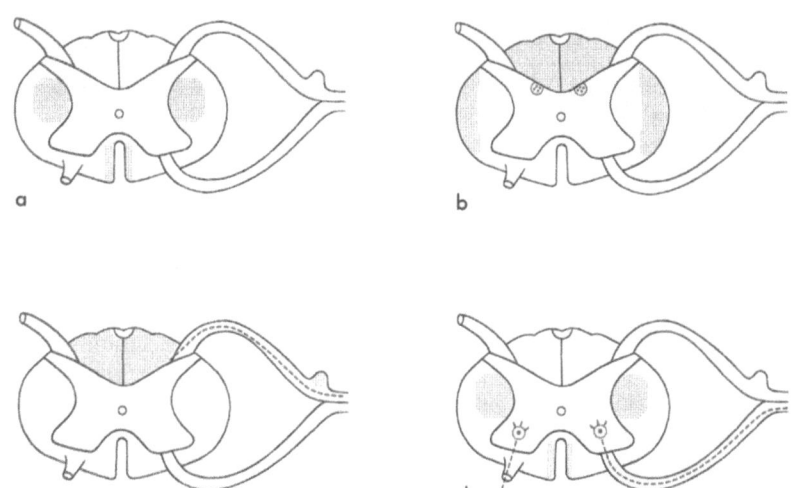

Abb. 22 a–d. Schematische Darstellung der Degenerationsmuster einiger Rückenmarksleiden. a) Spastische Spinalparalyse. b) Friedreichsche Ataxie. c) Sensible Neuropathie v. Denny-Brown. Ähnlich auch bei Tabes dorsalis und gewissen Formen paraneoplastischer Polyneuropathien. d) Amyotrophe Lateralsklerose

schen Nervenfasern denervierte Muskelfasern reinnervieren. Coers und Wolfe konnten als Grundlage einer solchen Reinnervation ein kollaterales Aussprossen der präterminalen Nervenfasern auch morphologisch nachweisen. Es bedarf dazu aber sehr subtiler neuroanatomischer Techniken.

2.1.3. Zur Pathogenese

Offensichtlich versagen die motorischen Ganglienzellen zuerst in der Aufrechterhaltung ihres Achsencylinders, so daß es zum Absterben desselben, zum „dying back of the axon" kommt. Später erweist sich auch das Perikaryon selbst als lebensschwach.
Bei den Motoneuronen handelt es sich zwar um besonders große Ganglienzellen mit langen Fortsätzen, es gibt aber auch andere Ganglienzellen von durchaus vergleichbarer Größe, welche bei der amyotrophischen Lateralsklerose verschont sind. Die Annahme einer allgemeinen Schwäche der Perikarya in der Aufrechterhaltung des Axons reicht somit nicht aus, um das Bild der amyotrophen Lateralsklerose vollständig zu erklären.

2.1.4. Zur Ätiologie

Sie ist unbekannt, vielleicht für verschiedene Fälle unterschiedlich. Familiär gehäufte Fälle kommen vor, sind aber die Ausnahme. Auch schließt gelegentlich die ALS an eine Poliomyelitis oder einen Elektro-Unfall an. Es handelt sich aber immer um.Einzelbeobachtungen; bei der großen Mehrzahl kann trotz sorgfältigster Erhebung der Anamnese keine solche Ursache gefunden werden. Übertragungsversuche auf Affen sind bis jetzt mißlungen.

Eine geographisch-medizinische Beobachtung ist in diesem Zusammenhang von großem Interesse: Bei den Chamaros, einem Volk auf der Pazifikinsel Guam, ist ALS etwa 100mal häufiger als in Europa oder in der USA: jeder zehnte Einwohner stirbt daran. Oft sind mehrere Mitglieder einer Familie befallen. Der klinische Verlauf ist gleich wie bei der europäischen ALS, hingegen weicht die pathologische Anatomie davon ab: neben den beschriebenen Befunden im motorischen System finden sich regelmäßig Alzheimersche Neurofibrillen im Neocortex, Ammonshorn und in zahlreichen Kernen des Hirnstammes. Eine Demenz scheint dabei nicht zu bestehen, außer wenn gleichzeitig noch eine andere Krankheit, der Parkinson-Demenz-Komplex vorliegt (vgl. Ausführungen über die Parkinsonsche Krankheit). Senile Drusen lassen sich in dieser Krankheit nicht nachweisen.

Dieses gehäufte Vorkommen der ALS bei einem Volk könnte entweder durch eine Vererbung erklärt werden, oder aber durch äußere Einflüsse, welchen die ganze befallene Bevölkerung ausgesetzt ist. Entsprechende epidemiologische Untersuchungen sind in den USA im Gange. Sie sind einstweilen noch nicht schlüssig.

2.2. Spastische familiäre Spinalparalyse (Abb. 22 a)

Die Daten der Tabelle 2 b übermitteln die wichtigsten Angaben. In der Schweiz sind einige Sippen mit dieser Krankheit bekannt. Sie wird meist dominant vererbt. Wegen der Seltenheit der Krankheit soll sie hier nicht weiter behandelt werden.

2.3. Werdnig-Hoffmannsche Krankheit
(infantile spinale Muskelatrophie)

Es handelt sich um eine nicht allzu seltene, einfach rezessiv vererbte Krankheit des Neugeborenen und des Kleinkindes, welche durch

Atrophie der befallenen Muskeln und durch Myatonie gekennzeichnet ist.

2.3.1. Pathologische Anatomie

Befallen sind in erster Linie die Vorderhörner des Rückenmarks und die ihnen entsprechenden Hirnnervenkerne, besonders der zwölfte und der siebente. Gelegentlich lassen sich auch in den Clarkeschen Säulen, in den Hintersträngen und in suprasegmentalen Strukturen, wie dem Thalamus und dem Kleinhirn, ja sogar im Cortex, Veränderungen nachweisen. Diese bestehen aus einem Ganglienzellverlust mit entsprechender Gliafaserproliferation. Daneben finden sich häufig Neuronophagien und auffallende Neuronenschwellungen, welche an die axonale Reaktion erinnern. Das Cytoplasma dieser Neurone zeigt in der Bielschowsky-Färbung eine auffallende Argyrophilie.
In peripheren Nerven finden sich die Zeichen der Wallerschen Degeneration. Besonders stark atrophisch sind natürlich die Vorderwurzeln. Diese werden gelegentlich auf eine kürzere Strecke von zentralnervöser Glia begleitet.
Der Muskel zeigt eine hochgradige Atrophie vom neurogenen Typ.

3. Neuroaxonale Dystrophien

Allgemeines (Abb. 23). Es handelt sich um Leiden und Zustände, die durch eine präterminale Axonschwellung gekennzeichnet sind. Sie sind selten. Hingegen ist das Phänomen der präterminalen Axonschwellung an sich ein häufiges Phänomen und wird bei älteren Menschen fast regelmäßig im Pallidum, in der Substantia nigra und in den medialen Hinterstrangkernen beobachtet. Der Zustand scheint durch chronischen Alkoholismus gefördert zu werden.

3.1. Allgemeine Beschreibung der präterminalen dystrophischen Axonschwellung

Elektronenmikroskopisch handelt es sich um Ausweitungen des Axons, die Axoplasma, Mitochondrien und membrangebundene

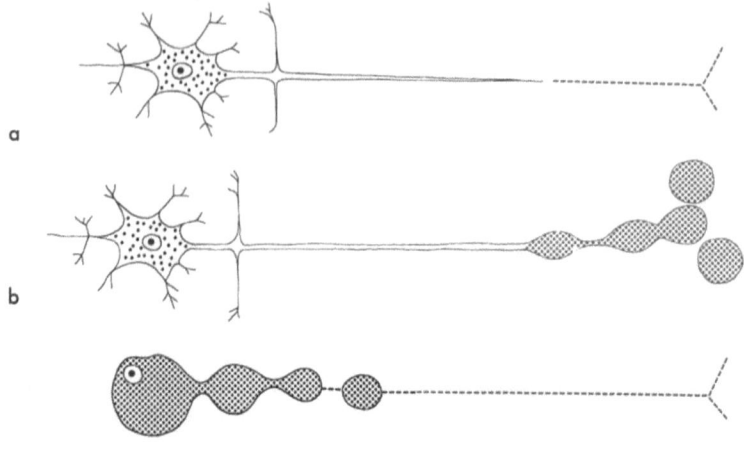

Abb. 23 a, b u. c. Formen und Stadien der axonalen Degeneration. (Nach Seitelberger, F., 1971). a) Dying back of the Axon (wahrscheinlich vorkommend bei amyotropher Lateralsklerose), b) Neuroaxonale Dystrophie, frühes Stadium, c) Neuroaxonale Dystrophie, spätes Stadium

„dense bodies", körniges Material und durch glatte Membranen begrenzte Hohlräume (glattes ER?) enthalten (Abb. 23). Lichtmikroskopisch stellen sie sich als stark anfärbbare, PAS-positive, gelegentlich luxoaffine, argyrophile Kugeln dar.
Daneben existieren selbstverständlich Axonschwellungen anderer Art, etwa reaktive regenerative Schwellungen im Anschluß an mechanische Verletzungen oder gelegentlich bei Vergiftungen (z. B. der Triorthokresylphosphat-Vergiftung).
Von dystrophischen Axonschwellungen morphologisch nicht zu unterscheidende Prozesse können in Experimenten bei Ratten durch Mangel an Vitamin E erzeugt werden. Auf einem solchen Mangel beruhen vielleicht auch diejenigen kindlichen neuroaxonalen Dystrophien, die an Patienten mit Mucoviscidose beobachtet wurden.

3.2. Menschliche Krankheiten mit dystrophischen Axonschwellungen sind

die infantile (3.2.1.),
die spätinfantile, neuroaxonale Dystrophie und die Hallervorden-Spatzsche Krankheit (3.2.2.),

gewisse Formen der Parkinsonschen Krankheit im Erwachsenenalter (3.2.3.).

3.2.1. Infantile neuroaxonale Dystrophie (Seitelbergersche Krankheit)

Vorkommen, klinisches Bild: Es handelt sich um eine hereditäre, autosomal vererbte Krankheit mit langsamer Progredienz. Sie befällt Mädchen etwas häufiger als Knaben, beginnt bei Kleinkindern und kann zwischen einigen Monaten bis zu 10 Jahren dauern. Im Vordergrund des klinischen Bildes stehen psychische Entwicklungsstörungen, motorische Störungen, Opticusatrophie, Nystagmus und Taubheit. Ferner kommen gelegentlich Hirnnervenausfälle vor. Die Krankheit endet regelmäßig mit völliger Demenz und Decerebration.
Pathologische Anatomie: Makroskopisch fällt meist ausschließlich die Kleinhirnatrophie auf.
Mikroskopisch stehen Axonschwellungen in fast allen Hirnstrukturen im Vordergrund, insbesondere in der Klein- und Großhirnrinde und in den Haubenstrukturen des Hirnstammes. Bioptisch können diese auch im peripheren Nervensystem und in Rectumbiopsien nachgewiesen werden.
Es bestehen ferner eine Kleinhirnrindenatrophie, eine ungenügende Myelination des Globus pallidus (Status dysmyelinisatus) und erhebliche sudanophile intragliale Deposita in den Stammganglien sowie in der Pars reticularis der Substantia nigra.

3.2.2. Spätinfantile und juvenile Formen, Hallervorden-Spatzsche Krankheit

Sie sind im Prinzip gleich wie die infantilen, beginnen aber später (2. bis 3. Lebensjahr, resp. 8. bis 12. Lebensjahr) und verlaufen chronischer, so daß bei der juvenilen Variante der Tod oft erst im Erwachsenenalter erfolgt. Die extrapyramidalen Krankheitssymptome sind vordergründig (Rigor), besonders bei der Hallervorden-Spatzschen Krankheit.
Von den pathologischen Veränderungen tritt mit zunehmendem Alter die Kleinhirnatrophie immer mehr in den Hintergrund, die Lipopigmentansammlungen werden immer deutlicher. Bei der Hallervorden-Spatzschen Krankheit dominieren sie im Pallidum und der Pars reticularis der Substantia nigra. Diese Strukturen sind schon makroskopisch tief braun verfärbt, weil sie eisenhaltige Pigmentansammlungen enthalten. Diese liegen in runden Paketen, die oft an Gliazellen gebunden sind.

3.2.3. Erwachsenenformen

Möglicherweise bestehen fließende Übergänge zu den physiologischen Altersveränderungen der Axone in den Hintersträngen. Einzelne Fälle von Parkinsonismus bei Erwachsenen sollen auf den gleichen Veränderungen beruhen.

4. Präsenile und senile Demenzen degenerativer Art (Alzheimersche Krankheit, Picksche Krankheit und Jakob-Creutzfeldtsche Krankheit)

Allgemeines. Es handelt sich hier um ein klinisches Klassifikationsprinzip. Von der Morphologie aus ergeben sich Beziehungen zur amyotrophen Lateralsklerose (Guam!) und zu den neuroaxonalen Dystrophien.

4.1. Senile Demenz und Alzheimersche Krankheit

Allgemeines. Es handelt sich pathologisch-anatomisch um das gleiche Krankheitsbild. Willkürlich nimmt man im allgemeinen das Alter von 70 Jahren als Grenze an: Erkrankt der Patient nach diesem Alter, so spricht man von seniler Demenz, wenn früher, so von Alzheimerscher Krankheit. Für den Mediziner ist es wichtig zu wissen, daß man in Laienkreisen bei Fällen präseniler Demenz oft von „Arteriosklerose" spricht, daß aber eine solche meist nicht vorliegt.

4.1.1. Klinik

Es handelt sich um eine über Jahre oder Jahrzehnte allmählich progrediente Verblödung mit vorwiegend mnestischen Störungen. Selten gesellen sich auch Pyramidenzeichen und epileptische Anfälle dazu. Röntgenologisch läßt sich unter Umständen die Erweiterung des Subarachnoidalraumes und der Ventrikel nachweisen.

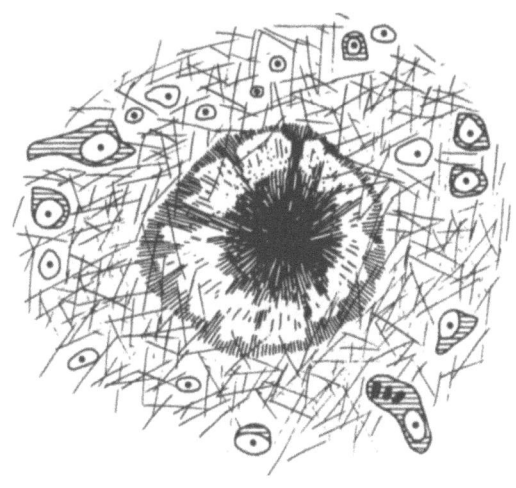

Abb. 24. Senile Druse in Bielschowsky-Färbung. Beschreibung s. Text. (Nach Spielmeyer, W., 1922)

4.1.2. Pathologische Anatomie

Makroskopisch ist das Gehirn klein und untergewichtig. Besonders stark atrophisch ist meistens der Stirnlappen und der Temporallappen. Auf der Schnittfläche äußert sich die Atrophie nur selten in Form von weiten perivasculären Räumen, einem sogenannten Status cribrosus. Die Hirnbasisgefäße sind meist zart, eine Arteriosklerose derselben kommt nur als zufällige Koinzidenz vor.

Mikroskopisch werden folgende Veränderungen beobachtet: senile Drusen, Alzheimersche Neurofibrillenveränderungen, Hirano-Körper, granulo-vacuoläre Degeneration, kongophile Angiopathie und drusige Entartung der Hirngefäße.

4.1.2.1. Senile Drusen oder Plaques

(Abb. 24). Es handelt sich um kugelige Gebilde von 30 bis 100 µ Durchmesser im Neuropil des Ammonshorns, der Großhirnrinde. Mit der Silberimprägnation nach Bielschowsky und ähnlichen Techniken stellen sie sich als Ansammlungen von argyrophilen Fasern, Körnern und gelegentlichen Gliazellkernen dar. Klassischerweise werden 3 Typen von Plaques unterschieden, die wahrscheinlich verschiedenen Entwicklungsphasen entsprechen (Divry, Mc Menemey): primitive, klassische und kompakte Plaques (Abb. 25).

Die primitive Plaque besteht aus einer Ansammlung von faserigen Elementen, eventuell mit Gliazellkernen, die klassische im Zentrum

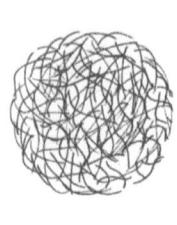 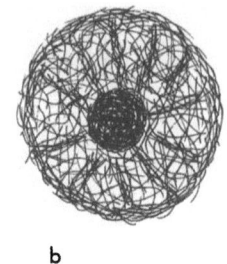 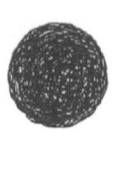

a b c

Abb. 25 a, b u. c. Verschiedene Aspekte (Phasen?) der senilen Plaques. a) Primitiver Typ, b) Klassischer Typ, c) „Ausgebrannter" Typ. Übrige Beschreibung s. Text

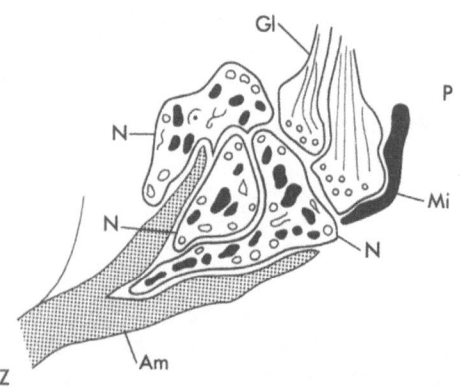

Abb. 26. Schematische Darstellung der Ultrastruktur eines Sektors einer senilen Druse (vom klassischen Typ, Sektor derselben).
Z = Zentrum, P = Peripherie, Am = Amyloid, N = Geschwollene Neuriten, gefüllt mit Organellen und „twisted tubules", M = Mikrogliazelle, Gl = Gliazellfortsätze

aus Amyloid und die recht seltenen, kompakten bestehen nur noch aus diesem Amyloid.

Elektronenmikroskopisch (Abb. 26) lassen sich in diesen Gebilden nachweisen:

a) pathologisch veränderte Neuriten, die teils „twisted tubules" (verdrehte Neurotubuli) enthalten (vgl. Kap. I, 1.1.1.4.), teils in der Art der neuroaxonalen Dystrophie (s. dort) aufgequollen und von Organellen überladen sind;
b) Gliazellen, vorwiegend Mikroglia mit dunklem Cytoplasma;
c) Amyloid.

Histochemisch besteht eine starke Vermehrung oxydativer und hydrolytischer Enzyme, welche wohl auf die Vermehrung der Organellen in den Neuriten und den Gliazellen zurückzuführen ist.

4.1.2.2. Kongophile Angiopathie. Es handelt sich um eine Amyloidose von kleinen, perforierenden Arterien der Hirnrinde, hauptsächlich occipital. Sie ist völlig unabhängig vom Vorliegen einer Amyloidose im übrigen Körper.

4.1.2.3. Drusige Entartung der Hirngefäße. Es handelt sich um eine kombinierte Veränderung von Capillaren oder Präcapillaren und umliegendem Neuropil, welche beide von kongophilem Material durchsetzt sind.

4.1.3. Entstehungstheorien der senilen Druse

Wegen des Vorkommens von sehr kleinen, primitiven Plaques nehmen Wisniewski und Terry heute an, daß zuerst die Veränderungen in mehreren benachbarten Neuriten auftreten. Diese provozieren eine gliale und mesenchymale (mikrogliale) Reaktion. Die mesenchymalen Zellen wiederum bilden schon sehr früh Amyloid. Ist dieses sehr voluminös, so sterben die umliegenden pathologisch veränderten Zellfortsätze ab, es entsteht eine kompakte Plaque.
Früher (Divry, Scholz) nahm man den umgekehrten Ablauf an: Amyloid würde sich zuerst in den Gefäßwänden und ihrer Umgebung ablagern, der Rest der Druse auf Reaktion auf das Amyloid entstehen. Serienschnitte und die Existenz sehr kleiner, primitiver Plaques sprechen für die erstgenannte Hypothese.

4.1.4. Die Alzheimersche Neurofibrillenveränderung (s. Allgemeines).

4.1.5. Ätiologie

Sie ist völlig ungeklärt. Übertragungsversuche auf Affen sind gescheitert (vgl. auch allgemeine Ausführungen über Alzheimer-Fibrillen).

4.1.6. Klinisch-pathologische Korrelationen

Alle genannten Veränderungen kommen im zunehmenden Alter häufiger vor. Senile Drusen und Alzheimersche Fibrillenveränderungen werden auch bei geistig gesunden Greisen beobachtet. Allgemein zeigen die Neurofibrillenveränderungen eine eindeutigere Korrelation mit der Demenz als die Drusen. Bei jüngeren Individuen sind die morphologischen Befunde und die Demenz meist gekoppelt (s. aber auch Ausführungen über amyotrophe Lateralsklerose in Guam, die ohne Demenz verläuft).

4.2. Picksche Krankheit (Synonym: lobäre Hirnatrophie)

4.2.1. Klinik

Sie ist bedeutend seltener und tritt meist im Präsenium auf. Klinisch unterscheidet sie sich durch das Vorkommen hirnlokaler Zeichen wie der Aphasie und der Alzheimerschen Krankheit. Pathologisch-anatomisch fällt makroskopisch eine lokalisierte Atrophie, meist im Temporallappen, Frontallappen, selten auch parietal auf. Asymmetrischer Befall kommt vor.

4.2.2. Pathologische Anatomie

Mikroskopisch findet sich ein erheblicher Schwund von Markscheiden und Achsencylindern im Marklager der befallenen Gebiete und ein Verlust an Ganglienzellen in der entsprechenden Rinde. Die verbleibenden Ganglienzellen zeigen zwei Typen der Veränderungen: 1. Bildungen, ähnlich wie bei der axonalen Reaktion; 2. argyrophile Kugeln (s. Abb. 9).

4.2.3. Zur Pathogenese

Die Schwellungen der Ganglienzellen werden von einigen Autoren als Hinweis auf axonale Reaktionen aufgefaßt. Sie sehen deshalb die primäre Schädigung in der weißen Substanz. Dem steht entgegen, daß bei anderen Schäden der weißen Substanz, etwa vasculären Erweichungen, solche axonalen Reaktionen im Cortex nicht entstehen.
Interessant ist die gelegentliche Kombination von Pickscher Krankheit mit amyotropher Lateralsklerose, welche diese Krankheit in die Nähe der amyotrophen Lateralsklerose auf Guam rückt, wo ALS gelegentlich mit dem Parkinson-Demenz-Komplex kombiniert ist.

4.3. Jakob-Creutzfeldtsche Krankheit

4.3.1. Klinik

Es handelt sich um eine verhältnismäßig akut verlaufende präsenile Demenz, die häufig von extrapyramidalen und pyramidalen Bewegungsstörungen, cerebellären Ausfällen und focalen Hirnrindensymptomen begleitet ist. In manchen Fällen besteht eine charakteristische EEG-Veränderung mit triphasischen Wellen.

4.3.2. Pathologische Anatomie

Makroskopisch besteht meist keine so grobe Atrophie wie bei der Alzheimerschen Krankheit. Mikroskopisch läßt sich ein Ganglienzellverlust mit Neuronophagien und Gliavermehrung nachweisen. Das Neuropil ist aufgelockert und zeigt einen Status spongiosus (s. Kap. über Hirnödem 2.3.4.) (Abb. 27, Abb. 28). Der Umstand, daß beim Status

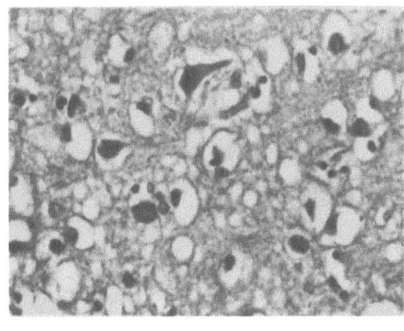

Abb. 27. Status spongiosus der Großhirnrinde bei einem Fall von Jakob-Creutzfeldtscher Krankheit

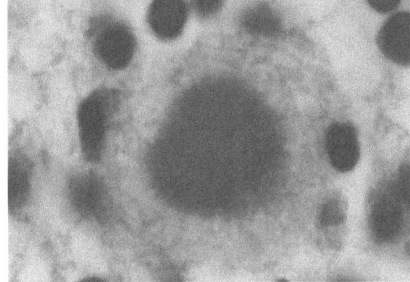

Abb. 28. Typische „Kuru"-Plaque in der Kleinhirnrinde eines Falles von Jakob-Creutzfeldtscher Krankheit

spongiosus gelegentlich Ödemflüssigkeit in terminalen Axonverzweigungen liegen soll, wird von einzelnen Autoren mit dem charakteristischen EEG-Muster in Zusammenhang gebracht.
In der Kleinhirnrinde finden sich gelegentlich stachelkugelartige, extracelluläre Amyloidansammlungen in der Molekular- und Körnerschicht (Abb. 28).

4.3.4. *Ätiologie und Pathogenese*

Sie ist einstweilen unbekannt. Durch Injektion von Nervensystem aus frischen Leichen kann die Krankheit auf Schimpansen übertragen werden. Diese Übertragbarkeit hat die Jakob-Creutzfeldtsche Krankheit mit der sogenannten Kuru-Krankheit aus Neuguinea gemeinsam, einer tödlichen, vorwiegend das Kleinhirn befallenden Krankheit, die beim Kuru durch Kanibalismus übertragen wird. Die Übertragungsweise der natürlich vorkommenden Jakob-Creutzfeldtschen Krankheit ist unbekannt.
Die Übertragbarkeit reiht die Jakob-Creutzfeldtsche Krankheit bei den Infektionskrankheiten ein, obwohl die Histologie degenerativ und nicht entzündlich ist. Sie ist somit ein wichtiges Beispiel dafür, daß wir mit unseren derzeitigen Klassifikationen ätiologische Begriffe nicht allzu eng verbinden sollten.

5. Degenerative Krankheiten des extrapyramidal-motorischen Systems

Es sollen hier zwei der wichtigsten Krankheiten herausgegriffen werden: die Parkinsonsche Krankheit und die Chorea Huntington.

5.1. Parkinsonsche Krankheit

5.1.1. *Klinik*

Die Patienten zeigen eine allmählich progrediente Bewegungsstörung, die sich in Rigor, Tremor und Akinesie äußert. Im Gegensatz zu den

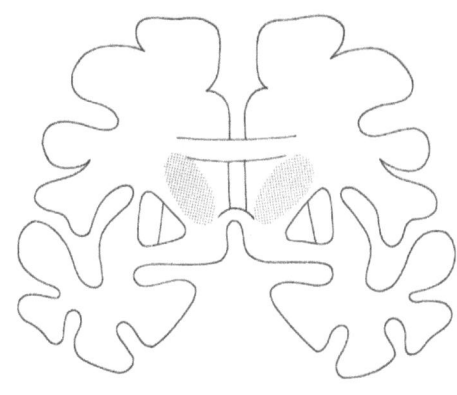

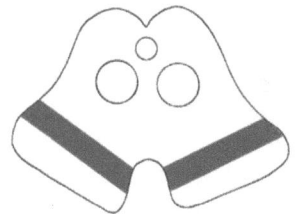

Abb. 29. Schema der Verteilung der Läsionen bei Parkinsonscher Krankheit.

■ = Ausfall von Zellen
▨ = Chemisch nachgewiesener Mangel an DOPA-Amin

vom Parkinson-Demenz-Komplex auf Guam befallenen Patienten sind sie geistig meist intakt. Männer werden häufiger betroffen als Frauen. Sie tritt im Alter zwischen 50 und 60 Jahren auf.

5.1.2. Pathologische Anatomie (Abb. 29)

Makroskopisch sind Substantia nigra und Locus caeruleus abgeblaßt. Auch *mikroskopisch* sind die Veränderungen hauptsächlich in diesen Kernen lokalisiert: viele Ganglienzellen sind verschwunden, ihr Pigment ist teilweise von Mikroglia phagocytiert. Daneben finden sich große zellkernfreie Schollen von dunklem Lipopigment. In den verbleibenden Ganglienzellen gelegentlich Lewy-Körper (s. einleitendes Kapitel), jedoch kaum je Alzheimersche Neurofibrillenveränderungen, wie beim Parkinson-demenz-Komplex auf Guam oder beim postencephalitischen Parkinsonismus. Die Lewy-Körper finden sich nicht nur in den genannten Kernen, sondern auch in den Oculomotorius-Kernen, der Formatio reticularis, der Substantia innominata von Reichert, im dorsalen Vaguskern, im grauen Seitenhorn des Rückenmarks und in den Ganglienzellen des Grenzstrangs.

5.1.3. Chemische Befunde (Abb. 29)

Auffallend ist eine hochgradige Reduktion des Dopamins in den Stammganglien, besonders im Nucleus caudatus und im Putamen, also in den Kernen, welche keine morphologische Veränderung zeigen.

5.1.4. Überlegungen zur Pathogenese und Ätiologie

Diese ist an sich unbekannt. Es gibt zahlreiche Krankheiten, die einen symptomatischen Parkinsonismus bewirken: etwa die Encephalitis lethargica, die Überdosierung von Reserpin, Chlorpromazin und anderen Psychopharmaka. Es wäre also denkbar, daß auch der sogenannte genuine Morbus Parkinson durch eine noch unbekannte exogene Noxe entsteht.

Die Reduktion des Dopamins in den Stammganglien dürfte einen Reflex der Störungen in der Substantia nigra darstellen, deren Neurone ja dopaminerg sind und sich auf die Stammganglien projizieren. In den Synapsen des Striatums dürfte auch der Angriffspunkt der Psychopharmaka liegen, soweit sie die motorischen Nebenwirkungen betreffen.

Offenbar läßt sich dieser Mangel durch medikamentöse Dopa-Gaben therapeutisch für einige Zeit kompensieren. Wie pathologisch-anatomische Untersuchungen zeigen (Wolfe), schreitet aber die Atrophie der Substantia nigra unaufhaltsam weiter; man erreicht also mit dem Medikament nicht die eigentliche Ursache, sondern greift später in die pathogenetische Kausalkette ein.

Es ist auch schwer denkbar, daß Dopamin therapeutisch wirksam wäre, wenn es nicht die ihm zustehenden Synapsen erreichte. In der Phase der Ansprechbarkeit auf Dopamin müssen diese also noch bestehen, aber gleichzeitig bereits in ihrer Funktion gestört sein, ohne daß dies morphologisch einstweilen zu erfassen wäre.

Die Lewy-Körper sind wohl ein Ausdruck der zugrunde liegenden Stoffwechselstörung, worauf besonders ihr Tyrosingehalt hinweist. Da sie an sehr verschiedenen Stellen des Nervensystems vorkommen, dürfte es sich bei der Parkinsonschen Krankheit um eine generalisierte Stoffwechselstörung des Zentralnervensystems handeln, die vor allem die interneuronale synaptische Übertragung durch Katecholamine betrifft.

5.2. Chorea Huntington

Sie ist ein dominant vererbtes Leiden, welches im 2. bis 3. Lebensjahrzehnt auftritt und innerhalb von Jahren bis Jahrzehnten bis zum Tode führt. Klinisch äußert es sich in der Chorea (griechisch: Tanz), einem hyperkinetischen extrapyramidalen Syndrom mit einer fortschreitenden Demenz. Pathologisch-anatomisch steht eine Atrophie des Nucleus caudatus, des übrigen Striatums und der frontalen Rinde im Vordergrund (Abb. 30 u. 31). Abgesehen von der Heredität sind keine ätiologischen Faktoren und pathogenetischen Vorgänge bekannt.

5.3. Wilsonsche Krankheit (Synonym: Hepatolenticuläre Degeneration, Hepatocerebrale Degeneration. Westphal-Strümpellsche Pseudosklerose)

Es handelt sich um eine Erbkrankheit, die beide Geschlechter befällt und sich meist im Laufe des 2. Lebensjahrzehnts erstmals äußert. Die neurologischen Manifestationen sind gewöhnlich die ersten. Sie bestehen aus Rigor, Intentionstremor, einer Dysarthrie und wahrscheinlich auch psychoorganischen Störungen. Die ophthalmologische Untersuchung zeigt den Kayser-Fleischerschen Cornealring. Im Labor lassen sich eine Aminoacidurie, eine vermehrte Kupferausscheidung, ein Mangel von Coeruloplasmin im Serum und unspezifische Zeichen einer Leberinsuffizienz nachweisen.
Pathologisch-anatomisch zeigt die Leber eine schwere grobknotige Cirrhose. Das Gehirn ist äußerlich unverändert, zeigt aber auf der Schnittfläche eine Braunverfärbung und Nekrose des Putamens, gelegentlich auch des Nucleus subthalamicus und des Nucleus dentatus. Mikroskopisch sind an diesen Stellen wie auch unmittelbar subcortical ein Status spongiosus, Gliakerne vom Typ Alzheimer I und II (vgl. Kap. I, Tabelle 2) zu sehen, gelegentlich auch sogenannte Opalski-Zellen: runde Elemente mit bräunlichen, PAS-positiven Granulis und exzentrischen, eher kleinen Kernen.
Alle Organe zeigen bei dieser Krankheit einen erhöhten Gehalt an Kupfer, insbesondere das Gehirn. Man kann Kupfervermehrung unter Umständen auch histochemisch im histologischen Schnitt nachweisen.

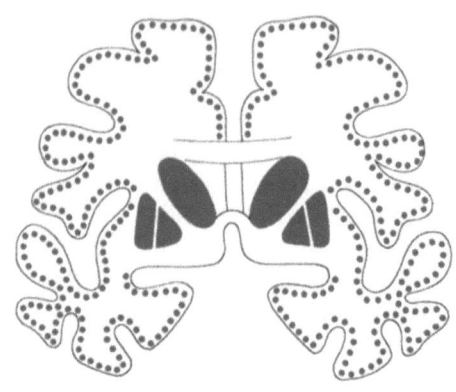

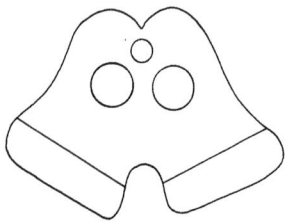

Abb. 30. Schema der Verteilung der Läsionen bei Chorea Huntington.

■ Hochgradiger Ganglienzellausfall
∙∙ Geringfügiger Ganglienzellausfall

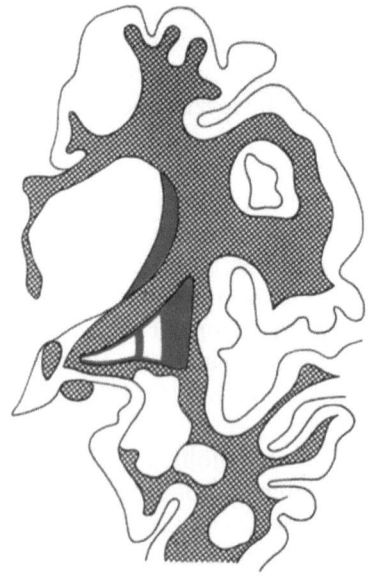

Abb. 31. Chorea Huntington; typischer Ausfall.

■ Hochgradiger Ganglienzellverlust
☐ Atrophie leicht
▦ Weiße Substanz

Die Pathogenese dieser Krankheit wird erst unvollständig durchschaut. Die primäre genetisch bedingte Störung ist wahrscheinlich diejenige des Kupferstoffwechsels, welche die Leberstörung nach sich zieht. Die cerebrale Veränderung ist morphologisch nicht prinzipiell verschieden von dem, was man auch bei Leberkrankheiten anderer Art beobachtet, besonders dann, wenn ein funktioneller oder operativ gesetzter porto-cavaler Shunt bestanden hatte. Da jedoch das klinisch-neurologische Bild der Wilsonschen Krankheit von demjenigen bei anderen Leberkrankheiten völlig verschieden ist, muß auch eine unmittelbare Auswirkung des gestörten Kupferstoffwechsels auf die Hirnfunktionen angenommen werden.

6. Lipidosen, speziell Sphingolipidosen

6.1. Die familiäre amaurotische Idiotie (Tay-Sachs)

6.1.1. *Klinik, Vorkommen, Heredität, Häufigkeit*

Es handelt sich um ein einfach recessiv vererbtes Leiden, das besonders in Gemeinschaften mit vielen konsanguinen Ehen vorkommt, z. B. bei jüdischen Sippen aus Südrußland und Polen.
Verlauf: Das Leiden beginnt im 1. Lebensjahr und führt innerhalb weniger Jahre zum Tode. Im Vordergrund steht zuerst ein geistiger Entwicklungsrückstand, der rasch zur Demenz führt. Gleichzeitig besteht eine Blindheit mit dem charakteristischen „kirschroten Maculafleck". Auch die motorische Entwicklung kommt rasch zum Stillstand, es entwickelt sich das Zustandsbild einer Decerebration.

6.1.2. *Pathologisch-anatomisch*

ist das Gehirn groß. Man erkennt oft Nekrosen in den Stammganglien und die stark entmarkte, meist weiche, weiße Substanz des Groß- und Kleinhirns.
Mikroskopisch (Abb. 13) besteht eine starke Ballonisierung der Ganglienzellen in fast allen Teilen des Nervensystems, wobei diejenigen

Tabelle 2 b. Schematische Darstellung der Einschlüsse mehrerer Sphingolipidosen

Krankheit	Gespeicherte Substanz	Klinik	Morphologie	EM-Einschlüsse
Familiäre amaurotische Idiotie (Tay-Sachs)	Gangliosíde Typ GM_2	Fortschreitende Demenz, Erblindung	Extreme Speicherung in fast allen Ganglienzellen	
Metachromatische Leukodystrophie	Sulphatide	Zuerst Polyneuropathie	Speicherung in der weißen Substanz, dort auch Metachromasie	
Battensche Krankheit (Spätform der familiären amaurotischen Idiotie)	Ceramid-Lipofuscin	Oft Myoklonie	Diskretere Speicherung als bei Tay-Sachs	
Niemann-Picksche Krankheit	Sphingomyelin	Kleinkinder, selten auch Erwachsene. Milz und Leber!	Ähnlich wie Tay-Sachs	

des Cortex besonders eindrücklich sind und diejenigen des nervösen Plexus des Rectums zur bioptischen Diagnose verhelfen können. Außerdem kommt es zu ausgedehnten Entmarkungen mit sudanophilen Abbauprodukten. Histochemisch färbt sich das Speichermaterial in charakteristischer Weise an und verrät sich als Glykolipid.
Elektronenmikroskopisch zeigt sich das Speichermaterial als multilamelläre, mehr oder weniger konzentrisch geschichtete membranöse Körper, die wahrscheinlich in Lysosomen liegen. Die Organellen sind zum apikalen Dendriten verdrängt (Abb. 13).
Chemisch läßt sich eine Speicherung von GM-2-Gangliosid nachweisen. Auch in der weißen Substanz, in welcher morphologisch keine Speicherung, sondern nur eine Wallersche Degeneration besteht, scheinen die Ganglioside vermehrt zu sein, so daß eventuell ein Teil der Entmarkung unmittelbar auf Stoffwechselstörungen in der weißen Substanz zurückgeht.
Pathogenese. Es handelt sich um einen lysosomalen Enzymdefekt.

6.2. Spätinfantile metachromatische Leukodystrophie (Sulfatidose)

6.2.1. *Klinik, Vorkommen, Heredität, Häufigkeit*

Nach neuerer Erfahrung handelt es sich wohl um die häufigste Sphingolipidose überhaupt. Jährlich wird sie in den Kinderspitälern von Zürich und Basel ein- bis zweimal diagnostiziert. Sie ist einfach recessiv vererbt.
Der Beginn der Krankheit liegt meistens im 2. Lebensjahr. Er wird meist um 2 – 3 Jahre überlebt. Im Vordergrund stehen im Anfang meist Symptome von seiten der peripheren Nerven, so daß das Bild als kindliche Polyneuropathie imponiert. Später erfolgt ein motorischer und geistiger Entwicklungsrückstand, der schließlich in Demenz und Decerebration übergeht.

6.2.2. *Pathologische Anatomie*

Die hauptsächlichsten Veränderungen liegen im Bereich des Nervensystems, obwohl mikroskopisch sich metachromatische Substanzen auch in der Leber und in der Niere nachweisen lassen.

6.2.2.1. Zentralnervensystem. *Makroskopisch* handelt es sich um kleine Gehirne, wobei gelegentlich besonders die Atrophie des Kleinhirns auffällt. Die Konsistenz der weißen Substanz ist erhöht, die Entmarkung von bloßem Auge nicht sicher erkennbar.
Mikroskopisch besteht das Ungewöhnliche darin, daß sich oft die Zellkerne der weißen Substanz kaum darstellen lassen, eventuell abgestorben sind, so daß der Eindruck einer Nekrose entsteht. Ihre Trümmer bleiben aber liegen. Oligodendrogliazellen sind kaum zu erkennen, die Achsencylinder erhalten.
Der charakteristische Befund wird durch Spezialfärbungen aufgedeckt (am besten saures Kresyl-Violett nach Hirsch und Peiffer) Es handelt sich um Ansammlungen von einem Durchmesser bis zu 30 μ eines metachromatischen, mit violetten Färbungen braun-gelben, feinkörnigen Materials, die sich in stark gebündelten weißen Strukturen, wie der Capsula interna und dem Corpus callosum in Reihen anordnen. Die genaue topographische Lage dieser Speichersubstanz ist nicht zu erkennen. Mit Hilfe von Spezialfärbungen und Elektronenmikroskopie läßt sich nachweisen, daß es sich um eine Speicherung in ortsständigen Astrocyten und Oligodendrogliazellen handelt. Auffallend ist das völlige Fehlen eines „normalen" Abbaues mit sudanophilen Abbauprodukten, wie man es sonst bei Entmarkungskrankheiten sieht. Die graue Substanz scheint mit Ausnahme einer gewissen Armut an Markscheiden unauffällig. Nur in einzelnen Kernen, besonders im Nucleus denatus des Kleinhirns läßt sich metachromatische Speichersubstanz auch in den Ganglienzellen nachweisen. Auf Grund dieses Befundes wurde erstmals die Beziehung der metachromatischen Leukodystrophie zu den Speicherkrankheiten erschlossen (Norman u. Mitarb., 1960), die Beziehung zwischen degenerativen Entmarkungskrankheiten und Lipidosen erkannt.

6.2.2.2. Befunde am peripheren Nerven. Hier bestehen ausgedehnte segmentale Entmarkungen vom Gombaultschen Typ, welche für die Verlangsamung der Nervenleitgeschwindigkeit und das klinische Bild einer Polyneuropathie verantwortlich sind. Mit den Spezialfärbungen (Hirsch-Peiffer u. a.) lassen sich die gleichen körnigen metachromatischen Ansammlungen des Speichermaterials nachweisen. *Es ist von entscheidender Wichtigkeit zu wissen, daß man diese Ansammlungen ohne die Spezialfärbungen nicht sieht, einem also die Diagnose in der Biopsie entgeht.*
Das metachromatische Material ist dabei oft unmittelbar an die Schwannschen Zellkerne angelagert. Man sieht deshalb diese Zellkerne als Aussparungen im metachromatischen Material.

Elektronenmikroskopisch stellt sich das Speichermaterial als cytoplasmatische Einschlüsse dar, die teils von einer Membran umschlossen sind, teils nicht (vgl. Tabelle 2). Sie sind bald stapelförmig, aus parallelen, abwechslungsweise dunklen und hellen Streifen, bald komplex tuffsteinartig zusammengesetzt. In letzteren Einschlüssen finden sich neben Bläschen auch geschichtete Anteile mit einer charakteristischen Periodik von 56–64 Å. Sie liegen im Cytoplasma von Oligodendrogliazellen und gemästeten Astrocyten. In peripheren Nerven liegen sie im Cytoplasma von Schwann-Zellen, und zwar bemerkenswerterweise auch bei unbemarkten Nervenfasern.

6.2.3. Neurochemische Befunde

Es besteht eine Anreicherung von Sulfatiden (Sulfatestern der Cerebroside) auf das Mehrfache ihres Normalwertes. Diese Substanz ist offensichtlich in den metachromatischen Speichergranulis angereichert.

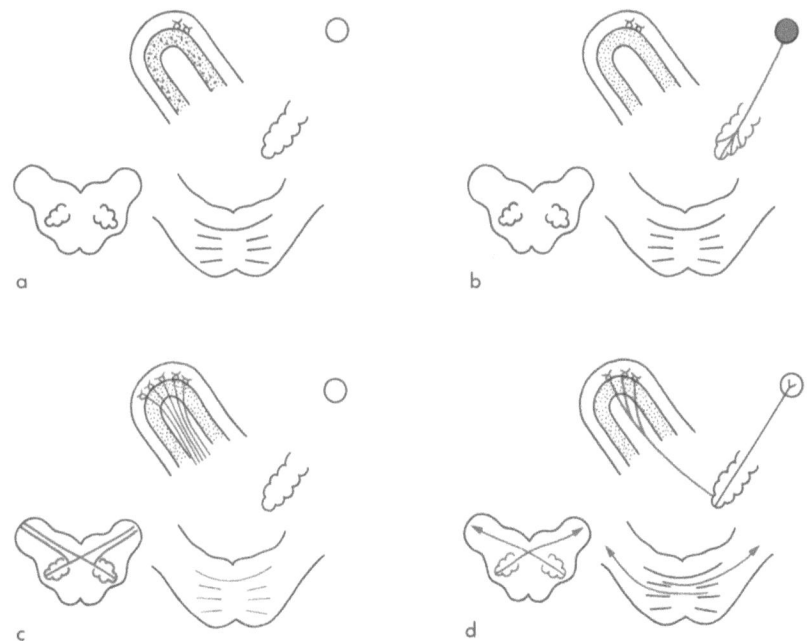

Abb. 32 a–d. Verschiedene Formen von Kleinhirndegeneration. Schema der topographischen Verteilung der Degeneration.
a) Kongenitale Kleinhirnatrophie vom Körnertyp (Jervis-Ule), b) Dentato-rubrale Degeneration, c) Cerebello-oliväre Degeneration (Holmes, Marie-Foix-Alajouanine), d) Olivo-ponto-cerebelläre Degeneration (Déjérine-Thomas)

Verantwortlich für diese Speicherung ist der Mangel an Arylsulfatase A, eines lysosomalen Enzyms, welches die Sulfatide zu Sulfaten und Cerebrosiden abbaut. Der Mangel kann auch im Urin nachgewiesen werden, was unter Umständen erlaubt, die Krankheit durch entsprechende chemische Analysen zu diagnostizieren. Dieser Enzymmangel ist wahrscheinlich direkt von dem die Krankheit verursachenden Gen abhängig.

7. Weitere degenerative Leiden s. Abb. 32 a–d

Kapitel IV

Vasculär bedingte Schäden des Nervensystems und Auswirkungen des Sauerstoffmangels auf das Gehirn

1. Hirnblutungen

Folgende Typen von Blutungen werden nach Ätiologie und Pathogenese unterschieden:

hypertensive Kugelblutungen und Massenblutungen (1.1.);
Blutungen aus beerenförmigen Aneurysmen der Hirnbasis (1.2.);
Verschiebeblutungen im oberen Hirnstamm (1.3.);
petechiale Blutungen (Purpura cerebri) (1.4.);
traumatische Blutungen (1.5.);
Blutungen aus Gefäßmißbildungen im Inneren des Gehirns (1.6.);
verschiedene noch nicht genannte Ursachen, z. B. Massenblutungen bei Elektrolytverschiebungen, Gerinnungsstörungen (1.7.).

1.1. Blutungen bei Kreislaufhypertonie

1.1.1. Zugrundeliegende Gefäßveränderungen

Unter dem Einfluß der Hypertonie kommt es zunächst zur intracerebralen Gefäßarteriolosklerose (Hyalinose) und unter Umständen zur Arteriolonekrose, welche ihrerseits die Ausbildung von miliaren Aneurysmen (Charcot) erlaubt. Es kommt demzufolge zu kleineren (bis bohnengroßen) Kugelblutungen und zu Massenblutungen.

1.1.2. Auswirkungen der Blutungen

Die Kugelblutungen werden resorbiert und hinterlassen gelegentlich kleine Spalten und Hohlräume. Sie liegen meist im Cortex der hinteren Hirnabschnitte. Massenblutungen führen sofort zu Hirndruckerscheinungen (Bewußtlosigkeit) und neurologischen Ausfällen. Erfolgt ein Einbruch der Blutung in das Ventrikelsystem, so ist der Ausgang meist tödlich. Offenbar ist nicht nur die damit verbundene Liquorzirkulationsstörung gefährlich, sondern es kommt wahrscheinlich auch zu einer toxischen Wirkung des extravasalen Blutes auf die vegetativen Zentren des Hypothalamus.

1.1.3. *Hirnmassenblutungen in verschiedenen Lokalisationen* (Abb. 33)

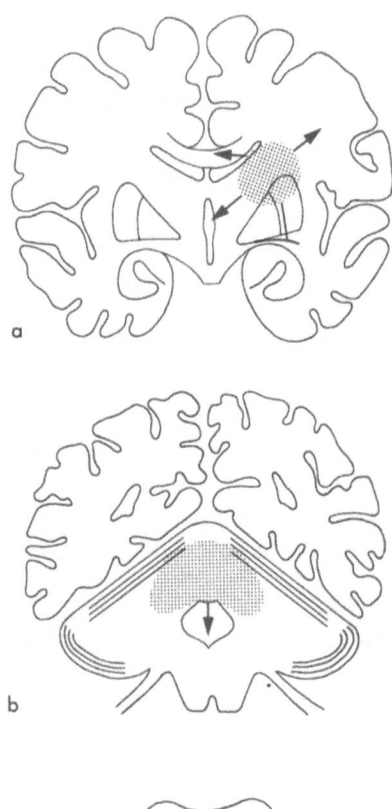

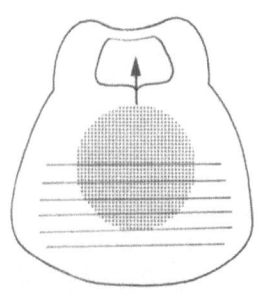

Abb. 33 a, b u. c. Die häufigsten hypertensiven Hirnmassenblutungen.
a) Blutung aus der Arteria lenticulostriata (~80%). Klassische Einbruchstelle in den Seitenventrikel an dessen lateraler oberer Ecke, b) Blutung ins Marklager und in den Vermis des Kleinhirns (~10% aller hypertensiven Massenblutungen), c) Ponsblutung (~10% aller hypertensiven Blutungen)

1.1.3.1. Blutungen in den Nucleus lentiformis und Thalamus (80% aller Massenblutungen). Es handelt sich hier um eine klassische Lokalisation: Die Quelle ist meist die A. lenticulo-striatae. Die Blutung zerstört gewöhnlich die Stammganglien, den Thalamus und die Capsula interna. Entsprechend ist ihr Hauptsymptom meist eine Hemiplegie. Einbruch ins Ventrikelsystem erfolgt gewöhnlich medioventral der Cauda nuclei caudati.

1.1.3.2. Blutungen in den Pons (um 5 – 10% aller hypertensiven Hirnblutungen). Die Quelle dieser Blutungen liegt meist genau in der Mitte der Pons. Sie führen zur sofortigen Tetraplegie, Bewußtlosigkeit und Tod. Gelegentlich brechen sie in den 4. Ventrikel ein. Sie scheinen bei Hypertensiven und bei Alkoholikern besonders häufig zu sein.

1.1.3.3. Blutungen in das Kleinhirn (um 10% aller hypertensiven Massenblutungen). Sie verlaufen oft ebenfalls foudroyant, so daß wegen des plötzlichen Hirndrucks ein Koma eintritt. Gelegentlich geht diesen hochbedrohlichen Zuständen eine Phase mit cerebellären Zeichen voran, was die Diagnose erleichtert. Bei rechtzeitiger Evakuation des Hämatoms kann der Patient unter Umständen gerettet werden und mit verhältnismäßig geringfügigen neurologischen Ausfällen überleben. Es ergibt sich damit die Notwendigkeit einer raschen Diagnose.

1.1.3.4. Atypisch gelegene Blutungen. Sie sind meist auf Antikoagulantienbehandlungen oder auf kleine Mißbildungen zurückzuführen. Die Kreislaufhypertonie ist hier nicht obligatorisch.

1.1.4. Spätfolgen

Wird die hypertensive Hirnblutung über längere Zeit überlebt, so wird sie resorbiert. Am Rand der ehemaligen Blutungshöhle läßt sich noch Hämosiderin finden, das in Makrophagen liegen bleibt. Da die Blutung in der Regel das benachbarte Gewebe verdrängt und nur wenig zerstört, ist die Resthöhle meist schlitzförmig, wodurch sie sich von den Residuen von Encephalomalacien unterscheidet.

1.2. Blutungen aus beerenförmigen Aneurysmen an der Hirnbasis
(Synonym: Forbusaneurysmen)

1.2.1. Makroskopischer Aspekt und Lokalisation der Hirnbasisaneurysmen

Es sind dies reiskorn- bis zwetschgengroße Ausweitungen der Gefäße, die an der Gabelung von Hirnbasisgefäßen liegen und häufig rupturieren, wobei es zu primären subarachnoidalen Blutungen kommt. Sie liegen am häufigsten an der A. communicans anterior, ferner an den Verzweigungen der A. cerebri media und seltener an allen übrigen größeren Gefäßen des Circulus arteriosus Willisi (Abb. 34). Sie sitzen den Gefäßgabelungen mit einem mehr oder weniger breiten Stiel auf und sind stecknadelkopf- bis hühnereigroß. Das Vorhandensein eines Stiels ist für die Erfolgschancen einer Operation entscheidend. Histo-

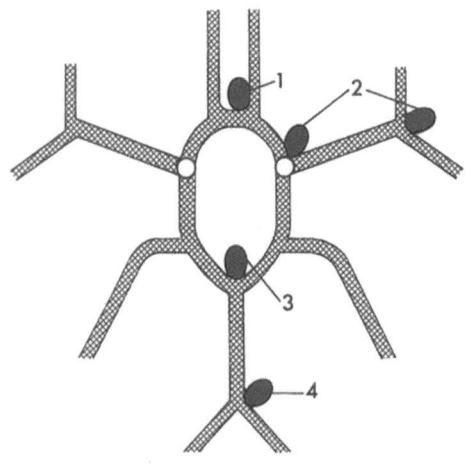

Abb. 34. Die Verteilung der beerenförmigen Aneurysmen an den basalen Hirngefäßen. (Nach Krayenbühl u. Yasargil, 1970).
1) A. communicans anterior (ca. 50% aller Fälle). 2) Abgang und erste Verzweigungen der A. cerebri media (10% aller Fälle). 3) Verzweigung der A. basilaris in die beiden Aa. cerebri posteriores (10% aller Fälle). 4) Vereinigungsstelle beider Aa. vertebrales

logisch liegen sie gewöhnlich an der Stelle eines Defektes der Lamina elastica interna und der Media. Ihre Wand besteht aus Bindegewebe der Adventitia und ist unvollständig mit Endothel ausgekleidet. Sie sollen auf Grund einer kongenitalen Schwäche der Lamina elastica interna und der media zustandekommen. Sicher sind aber noch andere Faktoren für ihr Zustandekommen wichtig. Sie sind weitaus die häufigste Ursache von Subarachnoidalblutungen. Größere Aneurysmen pflegen nicht mehr zu rupturieren, wohl weil sie oft thrombosiert

und fibrosiert sind. Sie führen aber gelegentlich infolge der Raumverdrängung zu Symptomen.
Nicht allzu selten kommt es im Zusammenhang mit Subarachnoidalblutungen zu angiographisch nachweisbarer Minderdurchblutung von arteriellen Territorien, deren Genese noch ungeklärt ist. Ihre Folge können anämische Infarkte sein. Eine Folge rezidivierender Blutungen sind gelegentlich Randzonensiderosen und aresorptiver Hydrocephalus – beides möglicherweise begünstigt durch eine Fibrose der Meningen. Die Prognose chirurgisch geclipter Aneurysmen ist bedeutend besser als diejenige von unbehandelten.

1.2.2. Folgen der Aneurysmablutungen

Wenn es nicht gelingt, diese Aneurysmen nach der ersten Blutung durch einen Clip auf den Hals zu versorgen, kommt es meist zu erneuten Blutungen. Jede dieser Blutungen kann tödlich verlaufen wegen der plötzlichen Volumen- und Druckzunahme im Schädelinneren, dem Einwühlen in das Hirnparenchym und Eindringen ins Ventrikelsystem, sowie infolge eines reflektorischen Spasmus von Gefäßen im Inneren des Schädels, die zu ausgedehnten Nekrosen führen.
Wurden wiederholte Aneurysmablutungen überlebt, so kann sich eine Siderose der Leptomeningen und der mit dem Liquor in Kontakt stehenden Anteile des Nervensystems ausbilden. Diese „Randzonensiderose" führt zum Untergang von Ganglienzellen (besonders im Kleinhirn) und kann vereinzelt zu neurologischen Ausfällen führen.

1.3. Verschiebeblutungen im oberen Hirnstamm (Abb. 35)

1.3.1. Bedeutung, Vorkommen, makroskopischer Aspekt

Diese meist verhältnismäßig kleinen Blutungen, deren Durchmesser 1 cm kaum überschreiten, sind die häufigsten unmittelbaren cerebralen Todesursachen. Ihre entscheidende Entstehungsbedingung ist offensichtlich eine Massenverschiebung des Gehirns in bezug auf den Tentoriumschlitz, sei es durch Blutungen, Traumata, Tumoren oder andere raumverdrängende supratentorielle Prozesse. Sie liegen meist in der Ponshaube und medial in der Raphè-Gegend des Mittelhirns (vgl. auch Kap. I, 3.2.).

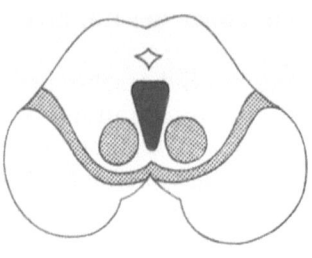

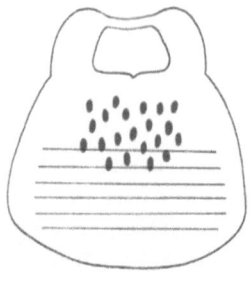

Abb. 35. Lokalisation der Verschiebeblutungen im oberen Hirnstamm (= rot eingezeichnet)

1.4. Purpura cerebri

Es handelt sich um petechiale, maximal linsengroße Blutungen in das Parenchym des Gehirns. Sie liegen meist in der weißen Substanz.

1.4.1. Ursachen

Ihre Ursachen können verschieden sein. Die häufigsten sind: cerebrale Fettembolien, Endotoxinschock mit Sanarelli-Schwartzmann-Phänomen, intravasale Gerinnung (akut und bei Moskowitz-Syndrom), Malaria, hämorrhagische Encephalitiden (Hurst), hämorrhagische Diathese bei Leukämien.

1.5. Traumatische Blutungen

Sie sind in verschiedener Lokalisation (epidural, subdural, subarachnoidal und parenchymatös) häufig; sie werden im Kapitel über das Trauma abgehandelt

1.6. Teleangiektasien, Mikroangiome und arteriovenöse Mißbildungen

Gelegentlich können klinisch nicht manifeste *Teleangiektasien, Mikroangiome und arteriovenöse Mißbildungen* rupturieren und so zu intracerebralen Blutungen führen. Die Quelle solcher Blutungen ist oft schwer zu finden. Sie werden meist für atypisch gelegene hypertensive Blutungen gehalten.

1.7. Seltenere Ursachen

Es kommt unter anderem zu Massenblutungen bei massiven Elektrolytverschiebungen (Dialyse!) und Tumorarosionen von Gefäßen. Verhältnismäßig häufig kommen Blutungen in das Gehirn, das Rückenmark und ihre Häute bei antikoagulierten Patienten vor, ohne daß die Quelle im allgemeinen sicher identifiziert werden kann.

2. Auswirkungen von Hypoxie und Ischämie auf das zentralnervöse Gewebe

Je nach Dauer und Vollständigkeit des Sauerstoffmangels können zwei verschiedene Typen der Gewebeschädigung auftreten: die elektive Parenchymnekrose (2.1.) und die Totalnekrose (2.2.).

2.1. Elektive Parenchymnekrose

2.1.1. Definition, Beschreibung

Hier gehen ausschließlich die Ganglienzellen zugrunde, wobei dieser Untergang verschiedene Stadien durchläuft, wie im allgemeinen Teil geschildert. Die Glia bleibt dabei erhalten und vermehrt sich, so daß die Kontinuität des Gewebes gewahrt bleibt. Diese Läsionen sind deshalb makroskopisch sehr diskret und äußern sich lediglich in einer leichten Verhärtung (Gliafaserproliferation!) und einer Atrophie.

2.1.2. Entstehungsbedingungen

Elektive Parenchymnekrosen kommen dann zustande, wenn die Sauerstoffzufuhr nur vorübergehend und/oder nur unvollständig gedrosselt ist. Häufig geschieht dies im Anschluß an schwere epileptische Anfälle, im Anschluß an vorübergehenden Herzstillstand mit verspäteter Reanimation, bei Ertrinkenden, suicidalen Erhängungen und Kohlenmonoxydexpositionen. Bei all diesen Situationen kommt die elektive Parenchymnekrose zustande, wenn eine „Rettung" einige Minuten, unter Umständen auch Stunden nach der Exposition erfolgt, so daß das Leben zwar erhalten werden kann, ein Teil der Neurone aber bereits darniederliegt.

2.1.3. Lokalisation

Sie ist an keine feste Regel gebunden. Immerhin wiederholen sich oft bestimmte Verteilungsmuster: gesetzmäßige Ausfälle im Pyramidenzellband des Ammonshorns (2.1.3.1.),
gesetzmäßige Ausfälle in der Kleinhirnrinde (2.1.3.2.) und
gesetzmäßige Ausfälle der Großhirnrinde und der Stammganglien (2.1.3.3.).

2.1.3.1. Gesetzmäßige Ausfälle im Ammonshorn (Abb. 36). Zu diesen
soll es hauptsächlich im Anschluß an epileptische Anfälle kommen. Sie werden aber auch bei verschiedensten Hypoxien anderer Ursache gefunden; besonders häufig befallen ist der sogenannte Sommersche Sektor (Feld H1 nach Rose), vgl. auch Abb. 36. Es ist der am stärksten gekrümmte Teil des Pyramidenzellbandes, der sich am meisten gegen den Ventrikel vorwölbt. Am zweithäufigsten ist das sogenannte Endblatt (H3 – H5 nach Rose) befallen, derjenige Teil, der vom Gyrus-dentatus umfangen wird. Dazwischen liegt der sogenannte resistente Bandteil (H2 nach Rose), welcher nur bei ganz schweren, länger andauernden Hypoxien Schaden nimmt.
Liegen ausgedehntere solcher Schäden bereits eine Weile zurück, so kann eine sekundäre Wallersche Degeneration im Alveus und im Fornix vorkommen.

Klinisch entspricht ein größerer Ausfall im Ammonshorn meist einem deutlichen amnestischen Syndrom. Außerdem scheinen solche „Ammonshornsklerosen" ihrerseits auch Epilepsien zu unterhalten. Da sie andererseits durch Epilepsie verursacht werden können, ist es für den Pathologen oft äußerst schwierig, den Ablauf der Ereignisse zu rekonstruieren.

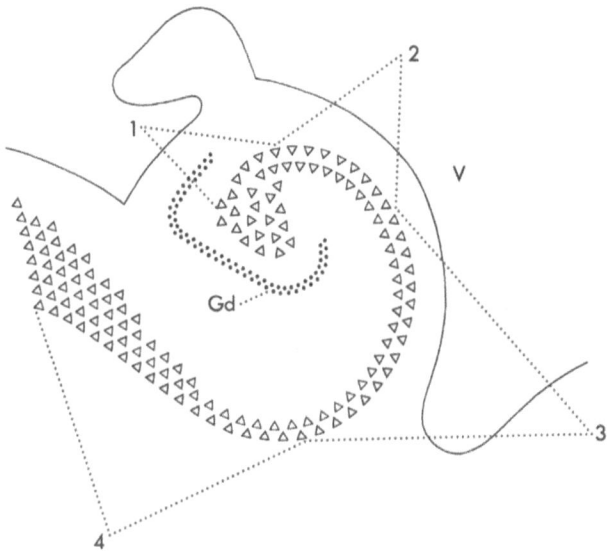

Abb. 36. Das Ammonshorn und die Zonen verschiedener Sauerstoffbedürftigkeit (vgl. auch Text).
V = Ventrikel, besonders Unterhorn. Gd = Gyrus dentatus. 1–3 = Band der Pyramidenzellen. 1) Endblatt, 2) Resistenter Bandteil, 3) Sommerscher Sektor (am meisten gegen Ventrikel vorgewölbt), 4) Subiculum, allmählicher Übergang in Neocortex links im Bild

2.1.3.2. In der Kleinhirnrinde wird bei reiner Hypoxie vorwiegend die Purkinje-Zellschicht befallen. Da andererseits die Körnerschicht durch Hirnödem besonders leicht Schaden nimmt, und Hirnödeme im Zusammenhang mit hypoxischen Schäden vorkommen, so sind gelegentlich kombinierte Ausfälle zu treffen.

2.1.3.3. Die Großhirnrinde zeigt bald laminär angeordnete Ausfälle (besonders häufig in der 3. Rindenschicht), bald auch fleckenförmige. Letztere kommen außer in der Rinde auch in den Stammganglien vor, fleckförmige Ausfälle scheinen sich stark an die vasculäre Versorgung zu halten, indem sie besonders die Tiefe der Windungstäler bevorzugen und auch in den Wasserscheidengebieten häufiger zu finden sind.

2.2. Totalnekrose (Encephalomalacie)

2.2.1. Entstehungsbedingungen

Sie kommt dann zustande, wenn ein Abschnitt des Zentralnervensystems kontinuierlich oder über längere Zeit von der Blutversorgung abgeschnitten wird, also hauptsächlich bei andauernder Ischämie infolge von Gefäßverschlüssen, seltener auch bei sehr lange andauernder Hypoxie.

2.2.2. Stadien (Abb. 37)

Die Gewebsveränderungen bei einer Encephalomalacie durchläuft folgende Stadien: dasjenige der frischen Nekrose (Dauer etwa 1 Woche), dasjenige der Resorption und Verflüssigung, auch kalkmilchartiger Zerfall genannt (etwa 1 Monat) und dasjenige der Narben und Cysten nach der Resorption (Monate nach der Erweichung).

2.2.3. Morphologie der Erweichung (Abb. 37)

Das erste Stadium ist makroskopisch hauptsächlich an der verminderten Konsistenz, einer Verwischung der Grenze zwischen grauer und weißer Substanz und einem oft starken perifocalen Ödem erkennbar. Mikroskopisch erkennt man eine hypoxische Schädigung der Ganglienzellen, ferner offene, scheinbar vermehrte Capillaren und stark verquollene, oft nicht anfärbbare Markscheiden. An der Grenze zum erhaltenen Gewebe liegt eine aufgelockerte Zone mit Austritt von Leukocyten aus den Gefäßen (Demarkation).
Im zweiten Stadium wird das zerstörte Gewebe durch Mikrogliazellen und hämatogene Makrophagen abgebaut. Diese dringen vom Rand her immer tiefer ein und phagocytieren das Hirngewebe, wobei Neutralfett entsteht, das dementsprechend mit roten Sudanfarbstoffen darstellbar wird.
Makroskopisch sind die bereits abgebauten Zonen mit Fettkörnchenzellen z. T. völlig flüssig, z. T. auch kalkmilchartig.
Im 3. Stadium sind größere Encephalomalacien völlig abgeräumt, so daß Höhlenbildungen übrigbleiben, an deren Rand noch Gliafaserbälkchen nachweisbar sind. In der unmittelbaren Nachbarschaft liegt glial vernarbtes Hirngewebe, das gelegentlich inkrustierte Ganglienzellen und „gemästete", hypertrophische Astrocyten enthält. Hier mag

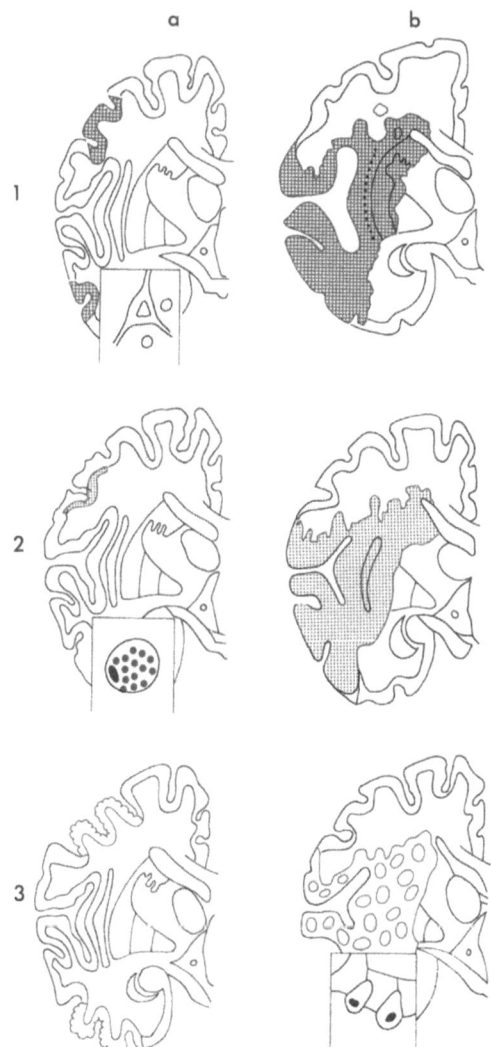

Abb. 37. Encephalomalacien verschiedener Größe. Die Veränderung ihrer morphologischen Befunde im Laufe der Zeit. (Nach Spatz bzw. Ule u. Kahlke.)
Vertikale Kolonnen: a) Kleine Encephalomalacien in den Grenzgebieten, b) Große Encephalomalacien im gleichen Versorgungsgebiet
▨ Nekrose, noch nicht abgeräumt
☐ Völlige Erweichung, Gewebe durch Fettkörnchenzellen ersetzt
Horizontale Zeilen: 1) Nach Tagen, 2) Nach Wochen, 3) Nach Monaten bis Jahren.

Spezieller Kommentar: Zeile 1: Infarcierte Gebiete eben demarkiert. Charakteristisch: Hypoxisch geschädigte Ganglienzelle (Rähmchen bei 1 a). Zeile 2: Eigentliche Erweichung. Charakteristisches Element: Fettkörnchenzelle s. Rähmchen. Zeile 3: Narbenstadium. Charakteristisches Element: Gemästete Gliazelle im Randgebiet s. Rähmchen. Bei größeren erweichten Gebieten (3 b) entstehen Höhlen

die Unterscheidung von resorbierten Blutungen gelegentlich schwierig sein (vgl. das Kapitel über Blutungen).

2.2.4. Hämorrhagische Infarkte

Gelegentlich kommt es zu Diapedesis-Blutungen ins infarzierte Gebiet. Wenn diese ausgedehnt sind, meint man zuerst, eine Massenblutung vor sich zu haben. Im Gegensatz zu dieser hält sich aber der hämorrhagische Infarkt streng an die grauen Strukturen, so daß sich diese besonders deutlich von der Umgebung abheben. Der Übergang zum anämischen Infarkt, bei dem oft einzelne Erythrocyten ebenfalls austreten, ist fließend.
Die Entstehungsbedingungen der hämorrhagischen Infarkte sind noch nicht geklärt. Sie kommen unter anderem bei venösen Verschlüssen (Abb. 43) zustande, ferner aber bei akut einsetzenden Verschlüssen, wie bei Embolien. Im Abräumstadium werden hämorrhagische Infarkte braunrot.

3. Die einzelnen Gefäßkrankheiten

Eine Übersicht über die wichtigsten, im Zentralnervensystem vorkommenden Gefäßkrankheiten bietet Tabelle 3.

3.1. Mit Gefäßverschluß einhergehende Leiden (Thrombosen und Embolien)

Sie führen zu Infarkten, entsprechend den Versorgungsgebieten der betroffenen Arterien (s. Abb. 38). Ihre Lokalisation kann in Funktion der allgemeinen Zirkulation und der Verteilung der Gefäßstenosen variieren (s. Abb. 39).

3.1.1. Vorzugslokalisationen von thrombotischen und embolischen Gefäßverschlüssen

Weitaus am häufigsten sind Encephalomalacien im Versorgungsgebiet der A. cerebri media, die durch Thrombosen und Embolien be-

Tabelle 3. Die wichtigsten Gefäßkrankheiten im Zentralnervensystem

Krankheit	Vorzugslokalisation	Auswirkungen
Arteriosklerose	extrakraniell Siphon der A. carotis Circulus Willisi Leptomeningeale Arterien *nicht* intracerebral	Stenose durch Polster Verschluß durch Thrombus Mikroembolien, ausgehend von Polsterschwellungen und Ulcerationen
Hypertonie	Arteriosklerose weiter in Peripherie und	Arteriosklerose früher im Leben und weiter peripher
a) skalariforme Arteriosklerose	A. basilaris	Verschlüsse der A. basilaris
b) Hyalinose = Arteriolosklerose	kleine Arterien im Cortex und Stammganglien	Dyshorie, Mikroinfarkte Charcotsche miliare Aneurysmen Kugelblutungen Massenblutungen Status lacunaris
Senile Gefäßveränderungen (außer Arteriosklerose) a) banale Fibrose b) kongophile Angiopathie c) „drusige" Entartung der Hirngefäße	Hirnbasis Cortex, bes. occipital Cortex	„Dyshorie" Atrophie
Aneurysmen, beerenförmige	Verzweigungsstellen der Arterien des Circulus Willisi (Häuigkeitsverteilung s. Spezialschema)	Rupturblutungen Gefäßpasmus Raumverdrängung
Arteritiden Tbc, Lues, Periarteriitis nodosa, Bürgersche Krankheit	meist kleinere Leptomeningeale Gefäße	Infarkte Periarteriitis: Aneurysmen Blutungen
Riesenzellarteriitis	extrakran. Gefäße, A. ophthalmica	Retinainfarkte
Gefäßmißbildungen sog. arteriovenöses Angiom oder Mißbildung	meist Großhirn (s. Tumoren)	Druckatrophie, selten Blutung
Cavernöses Angiom	alle Hirnteile	gelegentlich Blutung
Teleangiektatisches Angiom	Ponsfuß	meist Zufallsbefund bei Obduktion, gelegentlich Ödem, perifocal

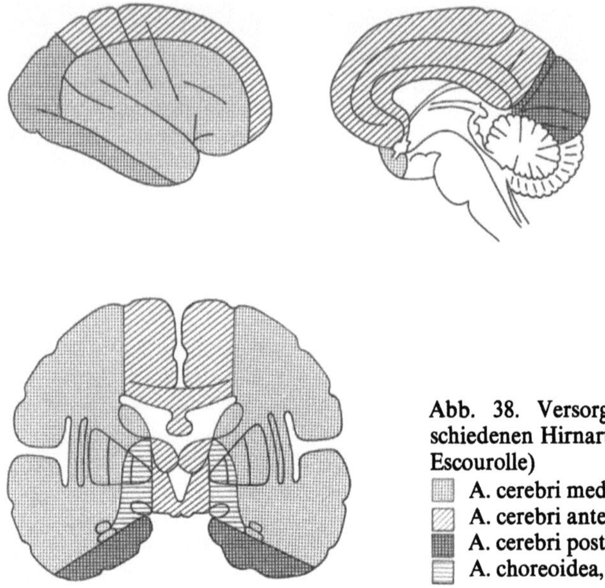

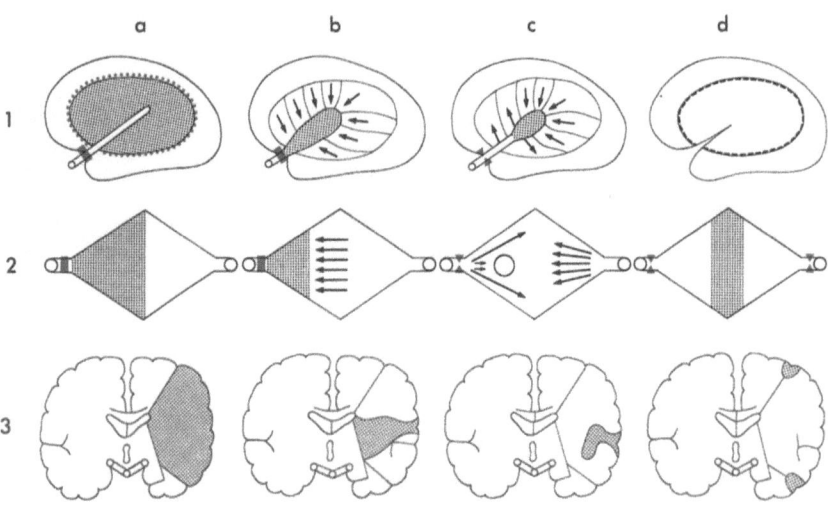

Abb. 38. Versorgungsgebiete der verschiedenen Hirnarterien. (Nach Poirier u. Escourolle)
▨ A. cerebri media
▧ A. cerebri anterior
▪ A. cerebri posterior
▤ A. choreoidea, anterior

Abb. 39. Schema zur Erklärung der unterschiedlichen Größe von Infarkten der A. cerebri media in Abhängigkeit der cerebralen Kreislauffunktion (nach Zülch).
1) Hirn und Kreislaufsituation von außen, 2) Schematische Darstellung der Kreislaufsituation: links die A. cerebri media, rechts die Versorgung durch Kollaterale, 3) Ausdehnung der entsprechenden Infarkte auf Hirnschnittflächen, a–d: Verschiedene Kreislaufsituationen

dingt sein können. Oft stößt man auf Infarkte der A. cerebri posterior. Sie sind gelegentlich nicht durch ein Gerinnsel bedingt, sondern durch Abscherung des Gefäßes am Rand des Tentoriums cerebelli infolge von Massenverschiebungen bei raumverdrängenden Prozessen. Selten sind Verschlüsse der A. cerebri anterior, die zu Paresen der kontralateralen unteren Extremität führen.
Von den zahlreichen vasculären Hirnstammsyndromen seien hier lediglich das Wallenberg-Syndrom (laterales Medulla oblongata-Syndrom), als Folge eines Verschlusses der A. cerebelli inferior posterior, und das Syndrom des Verschlusses der A. basilaris in den kranialsten Abschnitten erwähnt. Beim Wallenberg-Syndrom sind Anteile der Vestibulariskerne (Schwindel) des Nucleus und Tractus spinalis nervi trigemini (Thermanästhesie in der gleichseitigen Gesichtshälfte) und Tractus spinothalamicus lateralis (Thermanästhesie in der gegenüberliegenden Körperhälfte), der Fasern des Vagus (Gaumensegellähmung) und ein Teil des Corpus restiforme befallen (Ataxie) (vgl. Abb. 40).

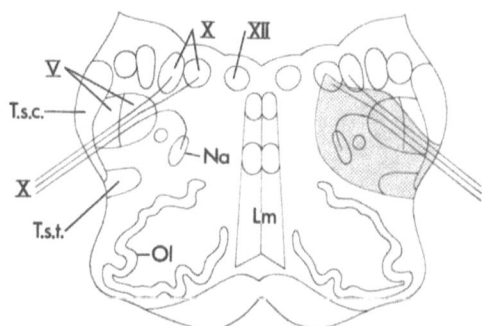

Abb. 40. Die Lokalisation der Encephalomalacie beim Wallenberg-Syndrom.
V Tractus spinalis des N. trigeminus und Kern desselben. X Nervus vagus und sein Kern. XII Kern des N. hypoglossus. T s t = Tractus spino-thalamicus, t s c = Tractus spino-cerebellaris, N a = Nucleus ambiguus (Ursprung von Fasern des Nervus vagus), L m = Lemniscus medialis, O l = Untere Olive

Ein Verschluß der rostralen Abschnitte der A. basilaris führt meist zu Nekrosen im Fuß von Pons und Mittelhirn, medialen Haubenanteilen und des Thalamus. Klinisch besteht meist eine tiefe Bewußtlosigkeit als Folge der Nekrosen in der Formatio reticularis.
Im Bereiche des Rückenmarks kommt es verhältnismäßig selten zu vasculären Verschluß-Syndromen; am bekanntesten ist das Syndrom der A. spinalis anterior, das einerseits durch vasculäre Krankheiten,

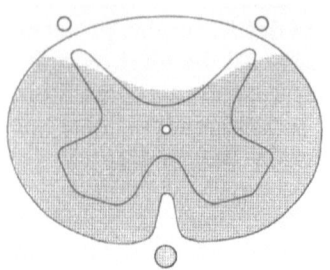

Abb. 41. Schematische Darstellung des Versorgungsgebietes der A. spinalis anterior ( )

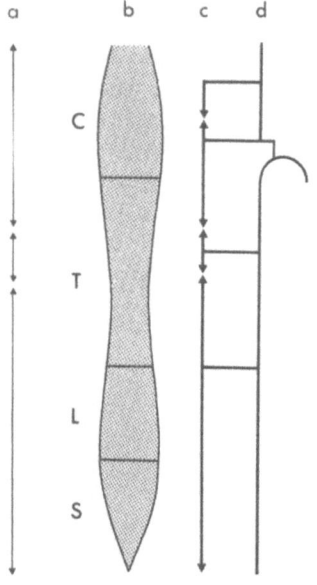

Abb. 42. Vascularisation des Rückenmarks (nach Poirier u. Escourolle).
a) Ausdehnung häufiger Versorgungsgebiete des Rückenmarks, b) Schematischer Längsschnitt des Rückenmarks: C = cervical, T = thoracal, L = lumbal, S = sakral, c) Die Richtung des Blutstroms in der A. spinalis anterior, d) Die Abgänge der Arterienäste zur A. spinalis anterior aus der Aorta, der A. subclavia und der A. vertebralis

aber auch durch Kompressionen dieses Gefäßes von außen zustande kommen soll (z. B. bei Diskushernie) (s. auch Abb. 41 u. 42).

3.2. Vorwiegend oder ausschließlich im Gehirn lokalisierte Gefäßveränderungen

3.2.1. Die kongophile Angiopathie

Es handelt sich um eine Amyloideinlagerung in die Wand von Arteriolen des Cortex und kleiner Arterien der Arachnoidea, die meist im

Occipitallappen besonders ausgeprägt ist. Sie kommt im Rahmen der senilen Demenz vor, und zwar auch in Abwesenheit einer Amyloidose anderer Organe.

3.2.2. Die hypertensive Encephalopathie

Hypertensive Patienten entwickeln im Gehirn folgende Veränderungen:

3.2.2.1. Eine in verhältnismäßig frühen Jahren auftretende und relativ weit in der Peripherie gelegene *Arteriosklerose* der basalen Hirnarterien.

3.2.2.2. Eine „*skalariforme*" *Arteriosklerose* der Arteria basilaris. Diese kommt dadurch zustande, daß atheromatöse Polster ringförmig um das ganze Gefäß greifen. Sie sehen dabei aus wie eine Leitersprosse und geben der A. basilaris den Aspekt einer Leiter.

3.2.2.3. Eine *Hyalinose* der intracerebralen Arteriolen (Arteriolosklerose).

3.2.2.4. Eine Auflösung der Wandstruktur kleiner Arterien in Stammganglien, Thalamus, Pons und weißer Substanz *(Arteriolonekrose)*. Die betroffenen Gefäßwände zeigen dabei oft eine fibrinoide Nekrose, lockere Infiltrate von mononucleären Zellen und eine Durchtränkung der Wand mit anfärbbaren eiweißreichen Stoffen, wohl Serum. Die Veränderungen erweisen sich in Längsschnitten und in Serienschnitten als auf kurze Abschnitte der Gefäße beschränkt. Diese sind gelegentlich aneurysmatisch erweitert und von einer kleinen Blutung umgeben, gelegentlich aber auch derartig verquollen, daß das Lumen verschlossen ist. In Abhängigkeit solcher kleiner Gefäßverschlüsse entstehen kugelförmige, erbsgroße Encephalomalacien, sogenannte Lacunen (Status lacunaris).
Dieser Status lacunaris ist fast immer mit Hypertonie vergesellschaftet und führt zu teilweise reversiblen neurologischen Störungen wie Hemiparesen, Dysarthrien („Pseudobulbärparalyse"), kleinschrittigem Gang.

3.2.2.5. Es entstehen infolge der Arteriolosklerose kleine Rindeninfarkte. Sind sie zahlreich, so kann die Rinde infolge der narbigen Einziehungen das Bild der „*Granularatrophie*" aufweisen.

Gelegentlich kommt es zu Entmarkungsherden und zu Erweichungsherden, die ausschließlich in der weißen Substanz lokalisiert sind. Man spricht dann von Binswangerscher Encephalopathie. Ihre hämodynamischen Entstehungsbedingungen sind noch nicht geklärt.
Nahe verwandt mit dieser ist die drusige Entartung der Hirnarterien (dyshorische Angiopathie). Hier schließen Veränderungen, welche an die senilen Drusen erinnern, direkt an kleine Hirngefäße an. Auch diese Gefäßveränderungen kommen im Rahmen der senilen Demenz vor.

3.2.3. *Gefäßmißbildungen* (s. spezielle Tabelle 3 über Gefäßkrankheiten und Kapitel VIII, 4.2).

3.2.4. *Venenthrombosen*

Im allgemeinen wird diesen weniger Beachtung geschenkt als den arteriellen Veränderungen. Heute weiß man auf Grund angiographischer und pathologisch-anatomischer Untersuchungen, daß sich auch die Venen gelegentlich thrombotisch verschließen und zu schweren klinischen Bildern führen können.

3.2.5. *Ursachen von Thrombosen der cerebralen Sinus- und der Hirnvenen*

In der Perinatalperiode kommt es hauptsächlich infolge septischer Zustände, im Erwachsenenalter infolge des Wochenbettes sowie infolge von Herz- und Kreislaufstörungen zu solchen Thrombosen. Zur letzteren Gruppe gehören wohl auch die sogenannten „marantischen".

3.2.5.1. *Klinisches Bild.* Den pathologisch-anatomisch erfaßten intrakraniellen Venenthrombosen entsprechen meist akute apoplektische Verläufe, deren Symptomatologie der jeweiligen Lokalisation entspricht. Daneben kommt es bei ausschließlich angiographisch erfaßten Sinusthrombosen zu epileptischen Anfällen und zu Verwirrungszuständen. Bei diesen läßt sich gelegentlich eine blutige Cerebrospinalflüssigkeit nachweisen. Ihre Symptomatik ist reversibel. Sie dürften deshalb wohl kaum zu morphologisch faßbaren Hirnveränderungen führen. Als Folge frühkindlicher Thrombosen bleiben Störungen vom Typ der cerebralen Kinderlähmung zurück.

3.2.5.2. Pathologische Anatomie.
Frischere thrombotische Verschlüsse lassen sich gelegentlich in den Sinus der Dura mater, der Vena cerebri magna Galeni und der Venae cerebri internae sowie in verschiedensten oberflächlichen Hirnvenen nachweisen. Meist gehen sie einher mit hämorrhagischen Infarkten ihres Quellgebietes (vgl. Abb. 43). Unter diesen Quellgebieten sind besonders die Gegend des 2. frontalen Gyrus, des Tales zwischen dem 1. und 2. frontalen Gyrus als Ursprung der sogenannten „Brückenvenen" zum Sinus sagittalis superior, der Thalamus und die Stammganglien als Drainagegebiet der Vena Galeni charakteristisch.

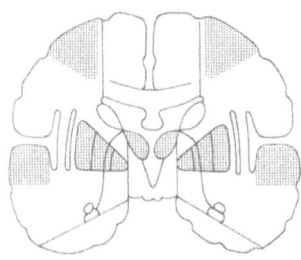

Abb. 43. Lokalisation hämorrhagischer Infarkte bei cerebralen Venenverschlüssen

Als Spätfolgen frühkindlicher Hirnvenenthrombosen können in den entsprechenden Gebieten Ulegyrien (Narbenwindungen, s. auch Kap. II, 3.2.) und möglicherweise auch Marklageratrophien entstehen. Da nach röntgenologisch nachgewiesener Venenthrombose gelegentlich eine völlige neurologische Heilung auftritt, muß angenommen werden, daß Venenthrombosen auch ohne Infarktbildung verlaufen können.

Kapitel V

Traumatische Veränderungen des Zentralnervensystems

1. Schädel-Hirntrauma

Allgemeines. Für die Prognose, Therapie und die Pathologie ist es entscheidend, ob eine offene penetrierende Verletzung (1.1.) oder ein stumpfes Schädel-Hirntrauma (1.2.) stattgefunden hat.

1.1. Penetrierende Verletzungen des Hirnschädels und des Gehirns

1.1.1. Allgemeines, Klinik

Diese Verletzungen gehen meist auf Schüsse, Hiebe mit einem Beil oder anderen schneidenden Instrumenten, unter Umständen auch auf allerschwerste Verkehrsunfälle zurück. Haut, Galea, Schädel, Meningen und Gehirn sind verletzt, so daß es zu Infektionen kommt oder wenigstens die Gefahr von solchen besteht. Eine chirurgische Versorgung ist deshalb unumgänglich. Als spätere Folgen können Hirnabscesse oder schwerste meningocerebrale Narben entstehen, die sich oft in einer posttraumatischen Epilepsie äußern, welche ihrerseits die Auswirkungen der Zerstörung von Hirngewebe noch verschlimmern.

1.1.2. Pathologische Anatomie

Im Zentrum liegt eine eigentliche Trümmerzone, an sie grenzt eine Quetschzone, in welcher sich Diapedesisblutungen, Nekrosen und thrombosierte Gefäße finden. Dieser Zone schließt sich, bei einem Überleben von mindestens einigen Tagen, eine Wucherungszone der Gefäße an (Abb. 44).
Wenn der Verletzte überlebt, so durchläuft die Wunde drei verschiedene Stadien (nach Spatz): 1. Stadium von frischen Blutungen und

Nekrosen (1 – 3 Tage). 2. Stadium der Wucherung von Gefäßen und Bindegewebe sowie der Resorption und Abwehrvorgänge (ungefähr 4 Wochen). 3. Endstadium der Narbe. In diesem Stadium bildet sich an der Hirnoberfläche ein narbiger Verlötungsring zwischen Hirn und Hirnhäuten, welcher eine Ausbreitung allfälliger Infektionen verhindern kann. Diese Narbe selbst ist ein dicker bindegewebiger Pfropf, der intensiv mit den Gliafasern des angrenzenden Hirn verwächst. Ihr Rand kommt nie zur Ruhe und weist noch nach Jahrzehnten Taschen von Granulationsgewebe, lymphoplasmocytären Infiltraten und Fettkörnchenzellen auf.

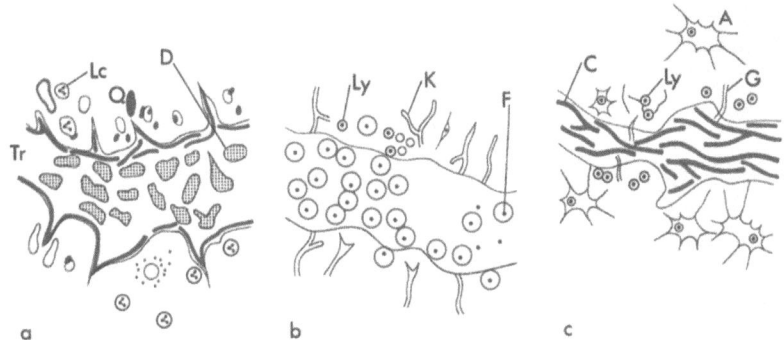

Abb. 44. Penetrieredes Hirntrauma. Die Veränderungen in ihrem zeitlichen Ablauf.
a) Frischer Wundkanal mit Trümmerzone (Tr), die nur Detritus (D) enthält. Daneben Quetschzone (Q) mit Blutaustritten und leukocytärer Infiltration (Lc). b) Zustand nach einigen Wochen. Der ehemalige Wundkanal ist durch Fettkörnchenzellen (F) gefüllt. In der ehemaligen Quetschzone Proliferation von Capillaren (K) und lymphocytäre Infiltrate. c) Narbenstadium (Monate bis Jahre nach dem Trauma): Im ehemaligen Wundkanal kollagene Fasern (C), mit Gliafasern verwachsen. Letztere werden von *Astrocyten*, gemästeter (reaktiver) Glia (A), gebildet. Lymphocytäre Infiltrate (Ly) bestehen während Jahren

1.1.3. *Komplikationen von perforierenden Traumen*

1.1.3.1. *Frühödem.*
Es handelt sich um ein an die Quetschzone anschließendes perifocales Ödem, das meist zwischen dem 3. und 7. Tag nach dem Trauma auftritt. Es führt zu entsprechenden Raumverdrängungen, die lebensbedrohend werden können.

1.1.3.2. *Frühabsceß.*
Er entsteht durch die Verlegung des Ausganges der infizierten Wundhöhle, so daß sich in dieser Eiter ansammeln kann. Er ist in spaltförmiger Verbindung mit der Oberfläche und

kann im Falle eines Abklingens des Frühödems leicht drainiert werden.

1.1.3.3. Spätabsceß. Hier ist infektiöses Material in der Wundhöhle gefangen, nachdem bereits der Zugang zur selben narbig verschlossen ist. Die Absceßwand ist durch einen ziemlich breiten Saum von Granulationsgewebe gebildet. Eine operative Intervention ist unumgänglich.

1.1.3.4. Phlegmonöse Markencephalitis. In die ödematöse weiße Substanz dringen von der infizierten Wundhöhle oder von einem Spätabsceß aus Eitererreger und Eiter in die weiße Substanz hinein. Das ursprüngliche, direkt traumatische Ödem wird durch ein zusätzliches infektiöses Ödem verstärkt. Diese Komplikation ist immer lebensbedrohend.

1.1.3.5. Pyocephalus internus. Entsteht durch Einbrechen eines Abscesses in das Ventrikelsystem.

1.1.3.6. Basale (indirekte) Meningitis. Sie entsteht durch den aus dem Pyocephalus sich ergießenden Eiter.

1.1.3.7. Direkte Meningitis. Sie ist eine Folge der direkten Kommunikation infizierter Wundteile mit dem subarachnoidalen Raum.

1.1.3.8. Subdurale Empyeme

1.2. Gedeckte Schädel-Hirnverletzungen

1.2.1. Epidurales Hämatom

Es kommt dann zustande, wenn eine Frakturlinie der Kalotte die A. meningica media überquert. Da diese in einem Sulcus der Kalotte eingebettet ist, kann sie nicht ausweichen und blutet. Es kommt akut zur Raumverdrängung, meist unmittelbar im Anschluß an das Trauma. Es ist deshalb unter Umständen klinisch schwierig, den durch die Raumverdrängung verursachten Bewußtseinsverlust von demjenigen infolge der Commotio cerebri zu unterscheiden.

1.2.2. Akutes traumatisches Subduralhämatom (Abb. 45)

Dieses liegt unter der Dura und soll durch Einriß der sogenannten „Brückenvenen" zustandekommen, welche Blut aus der Hirnrinde in den Sinus sagittalis superior führen. Da in diesen Gefäßen nur ein mäßiger Druck herrscht, kann zwischen dem Trauma und dem Bewußtseinsverlust infolge der Raumverdrängung ein längeres *freies Intervall* liegen. Wie beim epiduralen Hämatom ist eine sofortige neurochirurgische Intervention notwendig.

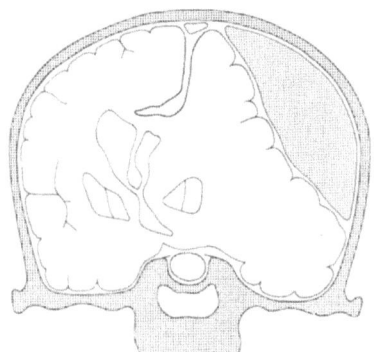

Abb. 45. Subduralhämatom mit Raumverdrängung und Falxzeichen (vgl. auch Abb. 15 a)

Bei älteren Leuten kann es schon nach kleinen Traumata zu Sickerblutungen in den Subduralraum kommen. Diese werden von der Dura aus fortlaufend organisiert, indem feine Capillarsprossen in das ausgetretene Blut vordringen. Diese sind selbst äußerst fragil, so daß es aus ihnen leicht zu erneuten Blutungen kommt. So entsteht das chronische Subduralhämatom oder die Pachymeningosis haemorrhagica interna, die ebenfalls operativ ausgeräumt werden muß.

1.2.3. Contusio cerebri

Man versteht darunter jede morphologisch faßbare traumatische Verletzung des Gehirns bei stumpfem Trauma. Ein stärkeres stumpfes Trauma auf den Schädel führt zu einer momentanen Verformung desselben, so daß das Gehirn ähnlich einer Billardkugel von der Schädelinnenfläche weggestoßen wird und auf der entgegengesetzten Oberfläche wieder aufprallt. Es kommt dadurch zu einer Verletzung der Hirnrinde an der Stelle des erfolgten Stoßes (coup) sowie an der entgegengesetzten Seite (contre-coup). Die Contrecoup-Läsion ist dabei oft größer als die des Coup.

Neben der Gesetzmäßigkeit von Coup und Contrecoup setzt sich aber auch eine andere durch: die Prellungsherde liegen dort, wo das schützende Liquorkissen am dünnsten ist, d. h. in erster Linie fronto-basal und temporal. Im Kleinhirn sind in erster Linie die Hemisphären im Bereiche der unteren hinteren Oberfläche betroffen (Abb. 46). Neben

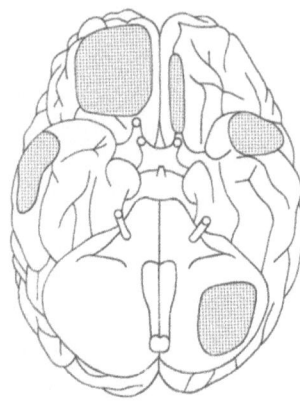

Abb. 46. Häufige Lokalisation von Contusionsherden an der Hirnbasis (bzw. „plaques jaunes")

den traumatischen Verletzungen an der Oberfläche kommen aber auch Gewebszerstörungen in der Tiefe vor, welche intracerebrale Blutungen zur Folge haben. Solche Zerreißungen sind besonders häufig an der Grenze zwischen dem Putamen und der Capsula externa. Sie scheinen fast immer sofort zum Tode zu führen. Gelegentlich wird auch der Balken zerrissen. Der Mechanismus dieses Vorganges ist noch schlecht erklärt (Aufprall an die Falx cerebri? Hirnverformung durch Zerrung?).

Bei schwersten Schleudertraumata kann die Medulla oblongata unmittelbar unterhalb des Pons abreißen, was sofortigen Tod zur Folge hat.

Der Rindenprellungsherd (Abb. 47) hat eine charakteristische Beschaffenheit: er liegt gewöhnlich an einer Kuppe der Windungen. Die äußersten Rindenschichten sind am ausgedehntesten zerstört. In der Tiefe hat der Zerstörungsherd nur geringere Ausdehnung. Er hat somit Keil- oder Muldenform. Das erste sichtbare Zeichen der Contusio ist die Rhexisblutung aus den zerstörten Rindencapillaren. Einige Tage später wird der ganze zerstörte Bezirk gleichmäßig rot, schließlich wegen des Abbaus des extravasalen Blutes braunrot und braun. Seine Konsistenz ist herabgesetzt und er ragt etwas über das Niveau der übrigen Hirnoberfläche hervor. Innerhalb einiger Wochen wird das ganze gequetschte Gewebe durch Makrophagen und Mikroglia abgebaut und verflüssigt. Schließlich wird das phagocytierte Material zum Blutstrom abtransportiert, so daß eine Höhle mit etwas gelbbraunem Rand (Siderophagen) übrigbleibt, eine sogenannte „plaque jaune". Der Defekt kommuniziert mit dem Liquorraum und ist bei der Autopsie mit Liquor gefüllt. Aus diesem Grund ist der Liquor im Anschluß an das Trauma blutig tingiert.

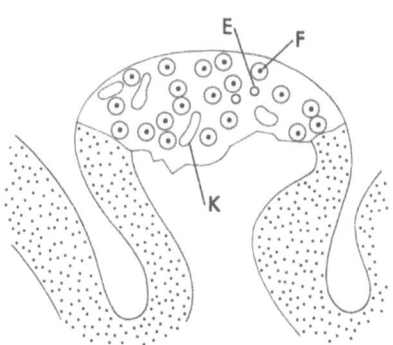

Abb. 47. Contusio cerebri: Lage und morphologische Veränderung: F = Fettkörnchenzellen, E = Erythrocyten, K = Capillarsprossen.

⋮ = Hirnrinde. Man beachte die Lage an der Windungskuppe

Im Gegensatz zu den Hirnwunden beim penetrierenden Trauma bleibt die Gliose und bindegewebige Vernarbung hier zart, die Höhle bleibt bestehen, und es kommt nicht zu gröberen Narbenzügen und dementsprechend selten zu einer posttraumatischen Epilepsie.

1.2.4. *Commotio cerebri* (Hirnerschütterung)

Darunter versteht man Zustände nach stumpfem Schädeltrauma, die ohne morphologisch faßbare Hirnverletzung einhergehen und zur Bewußtlosigkeit führen. Die Ursache der Bewußtlosigkeit ist noch nicht bekannt.

1.3. Sekundäre traumatische Hirnveränderungen

Gefäßabscherungen, Druckerhöhungen sowie traumatische Thrombosen kleinster Gefäße führen außerhalb der unmittelbar traumatisch veränderten Hirnteile zu hypoxischen und ödembedingten Schädigungen, die von einzelnen Autoren als „sekundär traumatische" Hirnläsionen zusammengefaßt werden. Dazu gehören einerseits die Auswirkungen der in Kapitel I dargestellten Raumverdrängungen, andererseits lokale, an die Contusionsherde angrenzende Schäden. Ausgedehnte Contusionsherde und ausgedehnte hypoxische Rindenschädigungen, kombiniert mit Balkenläsionen und Atrophien der weißen Substanz, können gelegentlich zu schweren apallischen Syndromen führen (vgl. Sabina Strich, 1960).

2. Traumatische Rückenmarksverletzungen

Allgemeines: Rückenmarksverletzte machen einen großen Prozentsatz aller Paraplegiker aus. Vor dem 2. Weltkrieg starben die meisten innerhalb weniger Monate. Heute hat ein Paraplegiker dank intensiver Rehabilitationsbemühungen fast die gleiche Lebenserwartung wie ein Gesunder.

2.1. Mechanismen traumatischer Rückenmarksverletzungen

Hier kommen penetrierende Verletzungen durch Geschosse, Messerstichverletzungen etc. vor. Bei letzteren erfolgt meist dank dem Schutz durch die Dornfortsätze keine vollständige Durchtrennung des Rückenmarks, sondern lediglich eine teilweise.
Der größte Teil aller traumatischen Querschnittsläsionen (Querschnittsverletzung = Durchtrennung des Rückenmarks auf einer bestimmten Höhe) erfolgt aber durch geschlossene Traumata, die meist mit einer Wirbelfraktur einhergehen und durch Flexion, Rotation, Kompression und Extension zustandekommen können. Die Rückenmarksverletzung selbst ist meist eine Folge von extraduraler direkter Kompression durch die Wirbelfraktur oder durch eine epi- und intradurale oder intramedulläre Blutung. Letztere nennt man auch Hämatomyelie.

2.2. Pathologisch-anatomische Veränderungen

2.2.1. Frühveränderungen

Sie sind durch das traumatische Ödem und durch Diapedesisblutungen einerseits, durch eine Unterbrechung der Achsencylinder und Markscheiden andererseits gekennzeichnet. Die Achsencylinder zeigen an der Stelle ihrer Durchtrennung oft tropfenartige Schwellungen, die Markscheiden sind zu eiförmigen Trümmern umgewandelt. Viele Ganglienzellen zeigen eine zentrale Chromatolyse (axonale Reaktion vgl. allgemeines Kapitel) (Abb. 48).

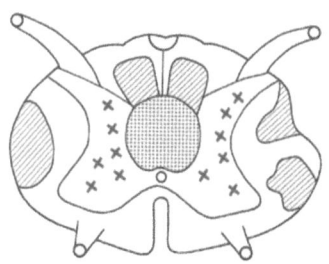

Abb. 48. Traumatisiertes Rückenmark; Querschnitt:

☐ Regionen mit Axonschwellungen und Nekrose
× Kleine Blutaustritte
▨ Zentraler ödematöser und nekrotischer Pfropf, dehnt sich oft über mehrere Segmente aus

Im Ödem sind histologisch gelapptkernige Leukocyten, extravasale Erythrocyten, Lymphocyten und einzelne Plasmazellen zu erkennen. Die Schwellung führt dazu, daß der subdurale und subarachnoidale Raum vollständig obliteriert werden. Die geschwollene Gegend ist spindelförmig: sie füllt den ganzen Querschnitt auf dem Niveau des Traumas selbst aus, verschmälert sich aber nach oben und unten. In einiger Distanz von der verletzten Stelle besteht nur noch ein dünner, ödematöser und nekrotischer Pfropf, der meist das Zentrum des Rückenmarks in Anspruch nimmt.

2.2.2. Veränderungen nach mittlerer Frist (einige Wochen bis ein Jahr)

Sie sind durch Abräumvorgänge und Reparationsversuche beherrscht. Ödeme und Blutungen werden resorbiert. Die Stellen größerer Blutungen werden zu Höhlen umgebaut. Überall liegen Fettkörnchenzellen. In leichter gequetschten Abschnitten kommt es zu Gliaproliferationen und zu Gliafaserbildung.

2.2.3. Spätveränderung

Der zerstörte Abschnitt des Rückenmarks ist durch eine bindegewebige Narbe ersetzt, in welcher die verschiedenen Blätter der Rückenmarkshäute sich aufsplittern und auflösen. Am Rand der bindegewebigen Narbe liegt ein dichtes Geflecht von Gliafasern, das die normalen Strukturen von grauer und weißer Substanz ersetzt.

Gelegentlich finden sich Hinweise auf Regenerationsversuche: von den Spinalganglien der betroffenen Segmente aus sprossen Achsencylinder in die bindegewebige Narbe ein. Sie finden aber den Anschluß an die erhaltenen Hinterstränge nicht. Die Bemarkung dieser regenerierenden Achsencylinder erfolgt durch Schwann-Zellen, so daß der Aufbau dieser Rückenmarkssegmente schließlich mehr demjenigen eines peripheren Nerven als demjenigen vom Zentralnervensystem gleicht.

Kapitel VI

Intoxikationen und Mangelkrankheiten mit Beteiligung des Nervensystems

Allgemeines. Die meisten in Europa und USA vorkommenden Intoxikationen und Mangelkrankheiten des Nervensystems wirken sich am peripheren Nerven aus. Deswegen sind die meisten von ihnen im entsprechenden Kapitel (IX) teils im Text besprochen, teils in Tabellen zusammengefaßt. Andererseits sind diejenigen Intoxikationen, welche zu einer Schädigung der Zellatmung führen, z. T. im Kapitel über die vasculären Schädigungen, die Hypoxie, angeführt. Im vorliegenden Abschnitt bleibt im wesentlichen nur noch der Alkoholismus abzuhandeln, ferner, als Ausdruck des Vitamin B_{12}-Mangels, die funiculäre Myelose.

1. Chronischer Alkoholismus

1.1. Pathogenetisch wirksame Faktoren

Äthylalkohol wirkt unmittelbar toxisch auf das zentrale und periphere Nervensystem, indem er auf die Zellatmung einwirkt. Außerdem kommt es wegen der regelmäßig vorhandenen Magenschleimhautatrophie zu gastrointestinalen Resorptionsstörungen und entsprechendem Vitaminmangel (hauptsächlich Vitamin B_1). Gelegentlich führt auch eine schwere Lebercirrhose zu einem funktionellen portocavalen Shunt, so daß Ammoniak und andere toxische Substanzen aus dem Darm unter Umgehung der Leber das Hirn erreichen.

1.2. Akute Folgen der Alkoholintoxikation

Sie führen selten zum Tod und sind deshalb pathologisch-anatomisch wenig untersucht. Die wenigen veröffentlichten Autopsieberichte erwähnen petechiale Blutungen und Hirnödeme. Bei vorbestehender Kreislaufhypertonie und anderen kardio-vasculären Störungen kann es zu akuten Hirnblutungen kommen. Nach unserer eigenen Erfahrung fanden sich unter den akut an Ponsblutungen Verstorbenen häufig Alkoholiker.

1.3. Uncharakteristische Folgen des chronischen Alkoholismus

Bei chronischen Alkoholikern mit Wesensveränderung wird häufig eine allgemeine Hirnatrophie mit Verdickung der Meningen und Erweiterung des Ventrikelsystems gefunden, ferner eine reichliche Einlagerung von Lipofuscin in die Ganglienzellen. Es ist aber außerordentlich schwierig, diese histologischen Befunde von denjenigen des normalen Alterns abzugrenzen. Etwas spezifischer scheint der Verlust von tangential verlaufenden Nervenfasern in der Rinde und subcortical zu sein. An diesen Stellen kommt es auch zu laminären Gliosen. Das klinisch so eindrückliche Delirium tremens geht nur mit uncharakteristischen Veränderungen einher. In der akuten Phase besteht offenbar ein Hirnödem.

1.4. Besondere Krankheitsbilder, wahrscheinlich Folge des Alcoholismus chronicus

1.4.1. Marchiafava-Bignamische Krankheit

Es handelt sich um eine Entmarkung des Balkens, welche auch auf das Marklager übergreift. Auch die Achsencylinder scheinen bei dieser Krankheit geschädigt. Einzelne Beschreibungen legen den Verdacht nahe, daß es sich um vasculär bedingte Entmarkungen handelt. Wir haben selbst lediglich die Gelegenheit gehabt, Hirne von Alkoholikern zu beobachten, bei denen Streifen von perivasculärer weißer Substanz im Großhirn und im Kleinhirn entmarkt waren, so daß ein Bild ähnlich der Binswangerschen Krankheit entstand. Möglicherweise entspricht diese Beobachtung der von anderer Seite beschriebenen Marchiafava-Bignamischen Balkenentmarkung, die aber anders lokalisiert wäre. Gleichzeitig mit diesen Entmarkungen bestand bei einzelnen von uns beobachteten Fällen ein pseudoencephalitisches

Gewebsbild in den Corpora mamillaria (s. Wernicke's Encephalopathie).
Klinisch zeigen Patienten mit Marchiafava-Bignamischer Krankheit offenbar schwerste organische Demenzen mit Verwirrungszuständen. Auffallend viele von diesen Patienten scheinen Italiener gewesen zu sein, welche billigen italienischen Rotwein tranken.

1.4.2. Atrophie der Kleinhirnrinde im Bereiche des Oberwurms

Diese Atrophie, die auch sonst im Alter und bei Carcinomträgern gelegentlich beobachtet wird, führt zu einem weitgehenden Verlust der Purkinje-Zellen und der Granularschicht im Culmen und im Declive sowie in den benachbarten Anteilen der Kleinhirnhemisphären. Infolge der kompensatorischen Gliafaserproliferation (bes. Bergmann-Glia) werden die atrophischen Bezirke verhärtet. In Abhängigkeit von den Purkinje-Zellverlusten degenerieren zahlreiche Achsencylinder und Markscheiden in den Achsen der entsprechenden Blättchen. Klinisch zeigen diese Patienten meist eine deutliche Rumpfataxie.

1.4.3. Wernickesche Encephalopathie

Das Krankheitsbild wurde ursprünglich von Wernicke als „Polioencephalitis haemorrhagica superior" beschrieben. Es handelt sich aber nicht um eine Entzündung, sondern lediglich um eine Capillarwucherung mit ungewöhnlicher Gewebsnekrose, wobei die Ganglienzellen verhältnismäßig gut erhalten sind, die Gliazellen und das Neuropil aber zu Neutralfetten abgebaut werden, die sich in Fettkörnchenzellen nachweisen lassen.
Die Capillarwucherung und die Gewebsnekrose sind hauptsächlich in den Corpora mamillarea, in den periventriculären Anteilen des Thalamus und Hypothalamus, im zentralen Höhlengrau um den Aquaeductus Sylvii und in der Umgebung der Augenmuskelkerne lokalisiert. Die Schädigung soll häufig mit petechialen Blutungen kombiniert sein, kann aber auch ohne dieselben einhergehen. Am leichtesten nachzuweisen ist meist ein sudanophiler Abbau im Bereiche der Corpora mamillarea.
Klinisch steht häufig die Korsakow-Psychose, eine schwerste organische Demenz mit Frischgedächtnisstörung sowie zeitlicher und örtlicher Desorientierung, mit dem Befall des Corpus mamillare in Zusammenhang. Lähmungen der Augenmuskeln sollen dabei ein Zeichen der Blutungen in den entsprechenden Kerngegenden sein.

Die Wernickesche Encephalopathie kommt nicht nur bei Alkoholikern, sondern auch bei Patienten mit Mangelernährung vor; so wurde dieses Bild bei Kriegsgefangenen in schlechter Ernährungslage beobachtet. Therapeutische Verabreichung von Thiamin (Vitamin B_1) führt oft zu einer raschen Besserung der Augensymptome. Solche Beobachtungen sprechen dafür, daß bei der Entstehung des Korsakow-Syndromes der Mangel an Thiamin eine entscheidende Rolle spielt.

1.4.4. Die zentrale pontine Myelinolyse

Es handelt sich hier um einen relativ selektiven Markscheidenverlust ziemlich genau in der geometrischen Mitte des Pons. Sie kann eine kleine, knapp sichtbare Gegend in der Mitte der Pons umfassen, gelegentlich aber auch große Anteile der ganzen Brücke. Klinisch entspricht diesem Bild oft eine spastische Lähmung, gelegentlich kombiniert mit Bewußtlosigkeit (Übergreifen auf Ponshaube mit Formatio reticularis). Auch Ataxie kann beobachtet werden. Patienten mit diesem morphologischen Befund erweisen sich anamnestisch meist als Alkoholiker und leiden außerdem häufig an Nierenkrankheiten.

1.4.5. Durch Leberkrankheiten bedingte cerebrale Veränderungen

Siehe allgemeiner Teil unter Alzheimer-Glia und Leber-Glia.

2. Die funiculäre Myelose (Synonym englisch: Subacute combined degeneration of the spinal cord)

Pathogenese, Ätiologie. Es handelt sich um eine Folge des Mangels an Vitamin B_{12}. Die funiculäre Myelose ist somit meist mit einer Biermer-Anämie (perniciöse Anämie) verbunden. Über deren Ätiologie siehe internistische Werke. Die Pathogenese der funiculären Myelose ist noch unbekannt.
Klinisch handelt es sich um eine allmählich progrediente spastische Parese der unteren Extremitäten, kombiniert mit Sensibilitätsstö-

rungen und Dysästhesien. Selten kann es auch innerhalb weniger Tage zu Paraplegien kommen.
Die *pathologisch-anatomischen Veränderungen* bestehen in Lückenfeldern in den Seiten und Hintersträngen des Thoracal- und Cervicalmarks. Diese Lückenfelder kommen dadurch zustande, daß benachbarte Achsencylinder aufquellen, so daß sich ihre Markscheiden abflachen und verdünnen. Schließlich erfolgt der übliche Abbau zu sudanophilen Produkten. Die reaktive Fasergliose bleibt sehr diskret.
Gelegentlich sind auch Anteile des peripheren Nervensystems, besonders die Vorderwurzeln, mitbeteiligt; selten auch die Nn. optici.

Kapitel VII

Entzündliche Krankheiten des Zentralnervensystems

Allgemeines. Der Entzündungsbegriff der Neuropathologie unterscheidet sich nicht von demjenigen der allgemeinen Pathologie. Daraus folgt, daß die häufigsten Formen von Entzündung des Zentralnervensystems und seiner Hüllen von der allgemeinen Entzündungslehre her ohne weiteres zu verstehen sind. Das gilt insbesondere für die eitrigen und granulomatösen Entzündungen (eiterige Meningitis, Hirnabscesse, Meningitis tuberculosa und luetica, Gummata, Tuberkulome und Boecksche Krankheit des Nervensystems). Etwas schwerer zu verstehen sind die diffusen Encephalitiden und Encephalomyelitiden. Für die praktische Arbeit werden sie am besten definiert als Prozesse mit perivasculären cellulären Infiltraten und progressiver Gliavermehrung (Mikro- und Makroglia). Letzterer Aspekt entspricht einer dem Zentralnervensystem eigenen Reaktionsfähigkeit.
Besondere Bilder kommen dadurch zustande, daß bestimmte Viren eine besondere Affinität für das Zentralnervensystem entwickeln und z. T. in diesem ein charakteristisches Reaktionsmuster provozieren (Poliomyelitis, v. Economo-Encephalitis).
Andererseits führen gewisse entzündliche Prozesse zum Untergang von Markscheiden, also dem Zentralnervensystem eigenen Strukturen, so daß besondere morphologische Bilder entstehen (Entmarkungsencephalomyelitiden, insbesondere multiple Sklerose).

1. Erkrankungen des Nervensystems durch Eitererreger

1.1. Eitrige Meningitiden

Definition. Es handelt sich um Entzündungen der weichen Hirnhäute mit Ansammlung von weißen Blutzellen im liquorhaltigen Subarach-

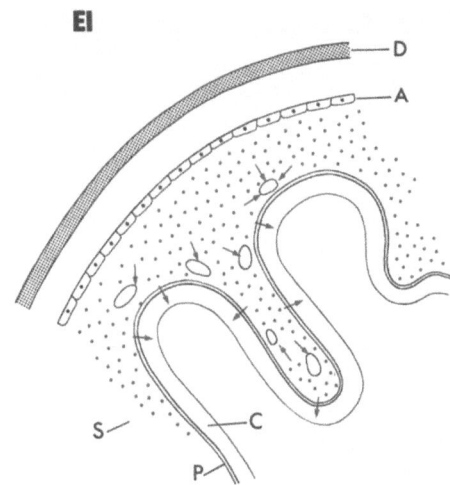

Abb. 49. Lokalisation des entzündlichen Prozesses bei eitriger Leptomeningitis.
D = Dura, A = Arachnoidea, S = Subarachnoidales Maschenwerk, P = Pia, C = Cortex,
→ = Mögliche Ausbreitungswege des entzündlichen Prozesses

noidalraum, d. h. zwischen der arachnoidalen Deckschicht und der Pia (Abb. 49).

1.1.1. Ätiologie, Pathogenese

Die häufigsten Erreger sind Meningokokken und Pneumokokken. Daneben können der Haemophilus influenzae, Streptokokken, Staphylokokken und Gonokokken sowie viele andere Erreger zu einer eitrigen Meningitis führen.

Je nach Art der Infektion der Meningen unterscheidet man traumatische, metastatische und fortgeleitete Meningitiden. Bei den wohl häufigsten Formen, den metastatischen Meningitiden, erreicht der Erreger auf dem Blutweg die weichen Hirnhäute. Selten greifen entzündliche Prozesse von der Nachbarschaft auf die Leptomeninx über; oder die Hirnhäute werden durch infizierte Thromben aus den Nachbarschaftsstrukturen erreicht, etwa von solchen der Vena angularis oder des Sinus cavernosus bei Gesichtsfurunkeln.

Pathologisch-anatomisch werden heute eitrige Meningitiden hauptsächlich im Greisenalter beobachtet, weil beim Greis das klinische Bild uncharakteristisch ist und deshalb häufig verkannt wird.

1.1.2. Pathologische Anatomie

Makroskopisch ist meist die Konvexität des Gehirns stärker befallen als die Basis, so daß dort dicke Eiterpolster liegen (sog. Hauben-Meningitis). Mikroskopisch findet sich eiweißhaltiges, später zellhaltiges Exsudat mit gelapptkernigen Leukocyten, und zwar zunächst zellhaltiges Exsudat mit gelapptkernigen Leukocyten, und zwar zunächst in der Umgebung der Gefäße, dann auch in größerer Distanz davon.
Fast immer kommt es zu einer Mitbeteiligung der subarachnoidalen Gefäße, bei denen Endothelschwellungen, Wandnekrosen und bindegewebige Vernarbungen von Adventitia und Intima beobachtet werden. Häufig ist die ganze Gefäßwand von Leukocyten durchsetzt.
Außerdem findet sich fast immer eine Ausbreitung der Entzündung ins Hirnparenchym von der Pia aus und über die Foramina Luschkae et Magendi ins Ventrikelsystem und die Plexus choreoidei.
In Spätstadien kann es wegen der Arteritiden zu kleineren Infarkten kommen, ferner zu fibrösen Vernarbungen und damit unter Umständen zu Liquorzirkulationsstörungen und zu Eitertaschen, die das Hirngewebe miteinbeziehen und so Abscesse bilden. Viel häufiger sind heute bei korrekter Therapie vollständige Heilungen.

1.2. Hirnabscesse

Auch hier können die Bakterien das Zentralnervensystem metastatisch und fortgeleitet erreichen. Metastatische Abscesse sind meist die Folge von ulcerösen und ulcero-polypösen Endokarditiden. Sie treten unter Umständen in großer Zahl auf, in der linken Hirnhälfte offenbar viel häufiger als in der rechten. Gelegentlich sind sie auch die Folge eitriger Lungenkrankheiten, hauptsächlich von Bronchiektasen.
Fortgeleitete Abscesse entstehen als Folge von Mittelohrentzündungen und Entzündungen der Nasennebenhöhlen. Abscesse als Folge von Mittelohrentzündungen liegen meist im Schläfenlappen und im Kleinhirn; solche, die von den Nasennebenhöhlen fortgeleitet sind, vorwiegend frontal. Sie liegen häufiger in der weißen Substanz als in der grauen.
Abscesse sind entzündliche Gewebseinschmelzungen. Demgemäß kommt es zuerst zu einer umschriebenen septischen und bakteriellen Encephalitis mit einer lokalen Purpura cerebri, einem starken lokalen Ödem und leukocytärer Durchsetzung. Die eingeschmolzene Zone wird nun durch Granulationsgewebe abgekapselt.

2. Tuberkulöse Erkrankungen des Nervensystems

2.1. Meningitis tuberculosa

Sie entsteht im Rahmen einer hämatogenen miliaren Aussaat von Tbc-Bacillen. Im Gegensatz zur eitrigen Meningitis ist das klinische Bild subakut, die Symptome (Kopfschmerzen, Photophobie, Fieber und Erbrechen) schreiten über Tage bis Wochen allmählich fort.

2.1.1. Pathologische Anatomie

Makroskopisch kommt es zu Trübungen der basalen Meningen, in denen man gelegentlich bereits mit bloßem Auge Tuberkel erkennen kann. Man entdeckt diese oft erst bei bewußter Suche, welche auch die Fissura interhemisphaerica und die obere Fläche des Kleinhirns umfassen muß.
Histologisch kann man vorwiegend exsudative und vorwiegend produktive Formen unterscheiden. Letztere kommen besonders im Kindesalter, erstere vorwiegend bei Erwachsenen vor. Das Exsudat dieser Meningitis ist äußerst fibrinreich. Die Tuberkel sind in klassischer Weise aus Epitheloidzellen, Langhansschen Riesenzellen und Lymphocyten aufgebaut. Ihr Zentrum ist oft verkäst und enthält Bacillen.

2.1.2. Folgezustände (Abb. 50)

Bei zu spät einsetzender oder inadäquater Therapie kommt es zu Endarteritiden und entsprechenden gefäßabhängigen Encephalomalacien sowie zur Ausbildung eines entzündlichen, stark fibrosierenden meningealen Pannus. Dieser verlegt die Liquorwege an der Hirnbasis und in der Umgebung der Foramina Luschkae et Magendi, so daß ein Hydrocephalus entstehen kann. Recht häufig kommt es unter diesen Umständen zu einer tuberkulösen Ependymitis.
Als Folge einer tuberkulösen Meningitis oder unabhängig davon kann eine cirkumscripte tuberkulöse Meningitis entstehen. Sie führt unter Umständen zu jahrzehntedauernden fokalen Epilepsien und anderen neurologischen Symptomen.

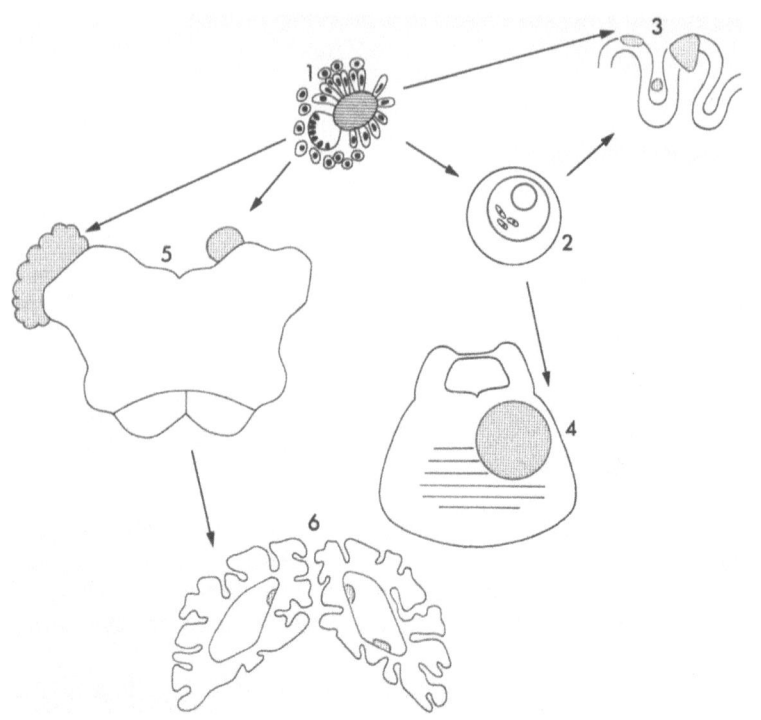

Abb. 50. Auswirkungen der tuberkulösen Meningitis.
1) Tuberkulöses Granulom (Tuberkel), im Subarachnoidalraum gelegen, 2) Arterie des Subarachnoidalraumes, durch Endarteriitis eingeengt, 3) Gefäßabhängige Encephalomalacien, 4) Tuberkulom in Ponshaube (= Prädilektionsstelle), 5) Übergreifen von Meningen auf Plexus choreoideus und Ependym des 4. Ventrikels, 6) Ependymitis in weiter rostral gelegenen Ventrikelanteilen. (In Anlehnung an H. U. Zollinger: Path. Anat., Bd. II)

2.2. Sogenannte Tuberkulome (Abb. 50)

Dies sind größere Konglomerattuberkel im Parenchym des Gehirns, die auch unabhängig von einer Meningitis tuberculosa entstehen. Sie können längere Zeit vorhanden sein, ohne zu neurologischen Zeichen zu führen. Sie liegen besonders häufig im Pons, ferner im Kleinhirn, selten im Großhirn. Früher oder später führen sie zu neurologischen Störungen, die ihrer Lokalisation entsprechen (Blicklähmungen! Aquäduktverschlüsse mit Hydrocephalus). Gelegentlich, aber längst nicht immer, lassen sich gleichzeitig entzündliche Liquorveränderungen nachweisen, selten auch röntgenologisch sichtbare Verkalkungen.

3. Luetische Krankheiten des Zentralnervensystems

3.1. Lues cerebrospinalis

Schon im sekundären Stadium der Lues kommt es zu einer Beteiligung der Leptomeningen mit entsprechendem Liquorbefund. Dieses Stadium ist verhältnismäßig harmlos und verläuft äußerst selten tödlich. Es kann dabei zu *chronischen Infiltrationen* der spinalen und cerebralen Meningen kommen, wobei Ernährungsstörungen von spinalen Wurzeln und des intrakraniellen Verlaufes von Hirnnerven auftreten. Sie sind von entsprechenden neurologischen Zeichen begleitet. Auch Liquorzirkulationsstörungen werden beobachtet.
Im tertiären Stadium tritt eine Meningitis gummosa auf, die hauptsächlich die Meninx der basalen Zisternen und des Halsmarks betrifft. Im letzteren verwachsen Dura und Leptomeningen zu einem dicken, von entzündlichen Granulomen durchsetzten Blatt (Pachymeningitis cervicalis).
Die Meningitis gummosa befällt häufig die Hirnnerven und führt außerdem zu einer Arteriitis. Diese, die Heubnersche Endarteriitis, besteht in einer intensiven adventitiellen lymphocytären Infiltration und einer intensiven Intimaproliferation, welche zum Verschluß des Gefäßes führt. Es kommt deshalb zu apoplektiformen Verläufen mit Encephalomalacien. Seltener bringt der entzündliche Prozeß eine Schwächung der Arterienwand und damit eine Aneurysmabildung mit sich. Diese kann Ursache einer tödlichen Hirnblutung sein.
Wie bei der tuberkulösen Meningitis kommt es zur Verlegung der äußeren Liquorwege und zu einer Mitbeteiligung des Ependyms (Ependymitis granularis).
Eigentliche Gummata mit raumverdrängender Wirkung sind heute extrem selten. Sie scheinen meist über der Konvexität des Groß- und Kleinhirns gelegen zu haben oder auch über dem Rückenmark. Ihre Zusammensetzung entsprach derjenigen von Gummata in anderen Organen.

3.2. Progressive Paralyse (Abb. 51)

Diese ist eine eigentliche diffuse Encephalitis mit Spirochätenbefall des zentralnervösen Parenchyms. Von ihren Entstehungsbedingungen ist nur klar, daß sie erst Jahre bis Jahrzehnte nach der primären Infektion auftritt. Hingegen bleibt es unsicher, weshalb der eine Luetiker an ihr erkrankt, der andere nicht. Manche Forscher nehmen an, daß spezielle neurotrope Spirochätenstämme dazu nötig seien, andere vermuten, daß eine Vorschädigung des Zentralnervensystems, etwa in Gestalt eines Traumas, bestehen müsse.

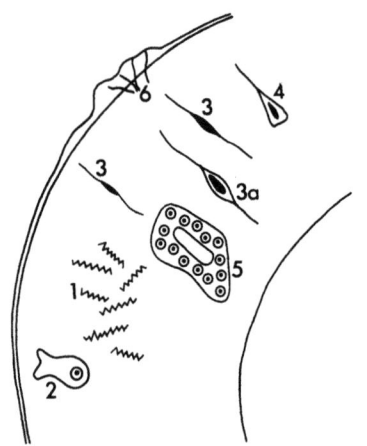

Abb. 51. Pathologische Anatomie der Progressiven Paralyse. Schematische Darstellung der Hirnrinde:
1) Spirochaeta pallida, scheinbar frei im Parenchým liegend, 2) Plasmazellen, 3) Proliferierte Mikrogliazellen, in „Stäbchenzellen" übergehend (3a), 4) Untergehende nekrotische Ganglienzellen, 5) Perivasculäres lymphocytäres Infiltrat, 6) Stelle, an welcher Gliafasern mit proliferierten kollagenen Fasern verwachsen

Makroskopisch besteht eine frontal besonders ausgeprägte Großhirnrindenatrophie. Mikroskopisch setzt sich das Vollbild aus diffus verteilten perivasculären lymphoplasmocytären Infiltraten der Rinde, Vermehrung von stäbchenförmiger Mikroglia, Astrocytenproliferationen und einer erheblichen Lichtung der Ganglienzellen zusammen. In spontanen Remissionen und nach Therapieversuchen lassen sich aber weder eine aktiv entzündliche Komponente noch eine gliale Reaktion nachweisen, so daß nur die Lichtung der Ganglienzellen übrig bleibt. Gerade diese Veränderung ist unter Umständen recht schwer zu erfassen.

Außer den genannten Befunden bestehen oft eine Ependymitis granularis, eine pinselartige Gliafaserproliferation an der Oberfläche des Gehirns gegen die Pia, welche möglicherweise Folge einer vorangehenden luetischen Meningitis ist, sowie lange, stäbchenförmige Mikrogliazellen, welche viel Eisen enthalten und sich entsprechend anfärben lassen. Sie stehen auffallenderweise immer senkrecht zur Rindenoberfläche.

Unklar ist die Genese der reflektorischen Pupillenstarre. Sie wird von einigen Autoren durch den Ausfall bestimmter Fasern im Tractus opticus erklärt, von andern durch Schädigungen des Ganglion ciliare episclerale.

3.3. Tabes dorsalis (Abb. 52)

Wie die progressive Paralyse ist sie eine Spätmanifestation der Lues. Ihr wesentlichstes Merkmal ist eine Degeneration der Hinterstränge des Rückenmarks, in welchen sowohl Achsencylinder wie auch Markscheiden untergehen. An ihrer Stelle entsteht eine Narbe aus Gliafasern. Dieser Prozeß scheint lumbosacral zu beginnen und sich von dort allmählich nach kranial auszubreiten.

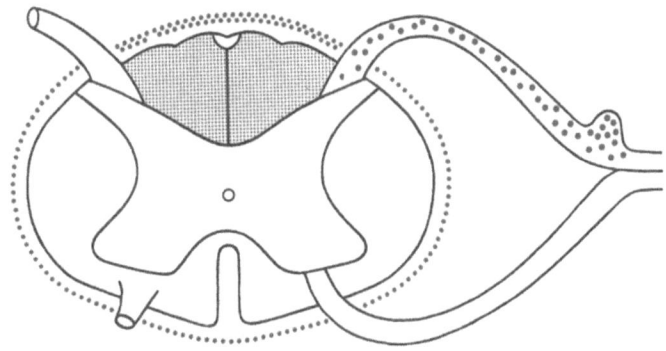

Abb. 52. Die pathologische Anatomie der Tabes dorsalis.

▢ Degeneration und Vernarbung der weißen Substanz (Hinterstränge)
··· Entzündliche Vorgänge in den Meningen
⁖ Degeneration in Hinterwurzeln

Als häufige zusätzliche Befunde werden die Opticusatrophie, eine narbige Verdickung der Leptomeningen über dem dorsalen Aspekt des Rückenmarks, entzündliche Infiltrate und Degenerationen in Hinterwurzeln, seltener auch der Vorderwurzeln, sowie Hinweise auf Degenerationen in den Spinalganglien genannt. Entzündliche Zeichen im Rückenmark selbst scheinen nur bei Kombinationen mit progressiver Paralyse (sog. Tabo-Paralyse) vorzukommen.
Die Pathogenese dieser Krankheit ist im Dunkeln, und es besteht wenig Aussicht darauf, daß sie noch geklärt wird, da nur noch intensiv behandelte Fälle von Lues zur pathologisch-anatomischen Untersu-

chung gelangen. Die Veränderungen in den Hintersträngen zeigen alle Anzeichen einer sekundären Degeneration. Auch die Tatsache, daß im Rückenmark selbst keine Spirochäten gefunden werden, ist gut mit dieser Deutung der Hinterstrangdegeneration vereinbar.
Ein Spirochätennachweis gelang offenbar nur in den Meningen und in den Opticusscheiden. Es ist deshalb denkbar, daß der primäre Schaden in Strukturen liegt, welche intensiv mit den Hirnhäuten verwachsen sind. Dies ist unter anderem in den Spinalganglien und in den Hinterwurzeln der Fall. Möglicherweise liegt also hier der Sitz der ursprünglichen Schädigung. Eine primäre Zerstörung dieser Strukturen wäre auch vereinbar mit dem Muster der sekundären Degeneration, welches wir bei dieser Krankheit sehen. Die reflektorische Pupillenstarre bleibt ebenso problematisch wie bei der progressiven Paralyse.

4. Erwiesenermaßen durch Viren bewirkte Encephalomyelitiden

Allgemeines. Die Häufigkeit und das Vorkommen verschiedener Virusencephalitiden ist starken Schwankungen unterworfen. So ist die Poliomyelitis (Heine-Medinsche Krankheit) fast vollständig verschwunden, seit eine Impfung gegen sie möglich ist. Umgekehrt rückt die sogenannte „mitteleuropäische" Zeckenencephalitis seit dem 2. Weltkrieg langsam gegen Westen vor, ebenso die Tollwut. Abgesehen von diesen langfristigen Variationen kommt es immer wieder zu kurzkristigen Epidemien, wie das hauptsächlich bei der Influenza bekannt ist. Es ist unmöglich, im Rahmen des vorliegenden Buches alle, oder auch nur einen großen Teil aller bekannten Viruskrankheiten zu behandeln. Wir beschränken uns deshalb auf die Beschreibung der Poliomyelitis (4.1.), der Herpes simplex-Encephalitis (4.2.) und der „mitteleuropäischen" Zeckenencephalitis (4.3.).

4.1. Heine-Medinsche Krankheit (Poliomyelitis anterior, P. a.)

4.1.1. Ätiologie

Der Erreger der P. a. ist ein sehr kleines RNS-Virus von 20 nμ Durchmesser, das in drei verschiedenen Stämmen vorkommt. Selten kann auch der Cocksackie-Virus-Stamm 7 die P. a. erzeugen. Die P. a.-Viren werden direkt von einem Menschen auf den anderen übertragen, und zwar durch eine Schmierinfektion vom Enddarm zum Mund. Das Virus vermehrt sich während der ersten drei Tage nach der Aufnahme im Darm und geht dann auf die regionalen Lymphknoten über. Etwa eine Woche nach der Aufnahme im Darm kommt es zur Virämie und dadurch zur Kontamination des Zentralnervensystems.

4.1.2. Pathogenese, pathologische Histologie

Etwa 10 – 14 Tage nach der Infektion tritt das paralytische Stadium auf. Ihm entspricht eine Besiedelung der Vorderhornzellen und anderer Ganglienzellen mit dem Virus, welcher sich durch verschiedene Stadien der Chromatolyse verrät. Unter Umständen sieht man jetzt kleine Kerneinschlüsse.

Erst später kommt es zu perivasculären lympho-monocytären Infiltraten und Neuronophagien (Abb. 53). Beide kommen nur an befallenen Neuronen vor und sind also Folge des Virusbefalls. Gleichzeitig mit den Infiltraten treten starke Gefäßerweiterungen und Petechien auf, so daß die befallenen Gebiete von Blutpunkten übersät scheinen. Das Rückenmark ist in dieser Phase weich und zeigt gelegentlich feinste Nekroseherde. Nach einigen Tagen verschwinden die Infiltrate. Überlebende chromatolytisch veränderte Neuronen sind nachweisbar.

4.1.3. Topographie der Läsionen

Während der intensiv entzündlichen Phase finden sich die Infiltrate und Neuronophagien nicht nur in den Vorderhörnern des Rücken-

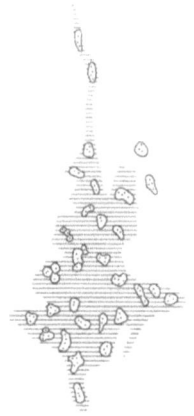

Abb. 53. Neuronophagie einer Vorderhornzelle des Rückenmarks eines im akuten Stadium der Poliomyelitis anterior verstorbenen Kranken

marks, sondern in der ganzen grauen Substanz, ferner in allen grauen Strukturen des Hirnstammes, im Nucleus dentatus cerebelli, im Thalamus und schließlich auch im Cortex. Hier ist die vordere Zentralwindung besonders stark befallen.

4.1.4. Korrelation zwischen Lokalisation und klinischen Typen

Die klinischen Dauerausfälle entsprechen natürlich den endgültigen irreversiblen Verlusten an Ganglienzellen. Da aber zahlreiche befallene Ganglienzellen nur reversibel geschädigt sind, kann es in den ersten Wochen nach dem Höhepunkt des paralytischen Stadiums noch zu erheblichen Besserungen kommen. Das Ausmaß und die Topographie der entzündlichen Veränderungen im akuten Stadium scheint mit der Schwere und der Lokalisation der endgültigen neurologischen Ausfälle deshalb nur approximativ übereinzustimmen.

4.2. Akute nekrotisierende Encephalitis (meist durch das Herpessimplex-Virus verursacht)

4.2.1. Ätiologie

Da bei einzelnen Fällen von akuter nekrotisierender Encephalitis Herpes-simplex-Virus im Liquor und im Hirngewebe nachgewiesen wurde, und gelegentlich ein entsprechender Anstieg von Herpes-Antikörpern vorlag, wird diese Encephalitisform von manchen Beobachtern ganz allgemein mit dem Herpes-Virus in Zusammenhang gebracht. Die Richtigkeit dieser Generalisierung ist aber nicht erwiesen. In den meisten Instituten dürfte die Herpes-Encephalitis die am häufigsten zu beobachtende Encephalitis überhaupt sein.

4.2.2. Klinik

Der Verlauf solcher Encephalitiden ist akut oder perakut: In wenigen Stunden oder Tagen wird der Patient soporös oder bewußtlos. Gleichzeitig treten häufig epileptische Krämpfe auf. Er stirbt gewöhnlich innerhalb weniger Tage. Meist geht die Krankheit mit hohem Fieber einher. Bei einzelnen Patienten steht die Krankheit in zeitlichem Zusammenhang mit Eruptionen von Herpes simplex der Schleimhäute und der Haut.

4.2.3. Pathologische Anatomie

Das Gehirn ist stark geschwollen und übergewichtig. Die Temporallappen sind palpatorisch weicher als der Rest des Gewebes. Auf der Schnittfläche ist die Rinden-Markgrenze verwischt, unter Umständen ist die Rinde laminär aufgelockert („Encephalite aigue necrosante à prédominance temporale" van Gehuchten!). Gelegentlich sind die nekrotischen Zonen hämorrhagisch durchtränkt.
Histologisch finden sich intensive perivasculäre lymphoplasmocytäre Infiltrate, eine Mikrogliaproliferation und akute Ganglienzellveränderungen. Letztere finden sich auch außerhalb der nekrotischen Zonen. Häufig findet man intranucleäre eosinophile Einschlußkörper vom Typ Cowdry A in Neuronen, Astrocyten, Oligodendrogliazellen und Endothelien. Die Gefäße zeigen außer den Infiltraten in ihrer Umgebung gelegentlich Wandverquellungen. Sie scheinen aber ungenügend, um die Rindennekrose zu erklären.
Die Pathogenese der Nekrosen ist unklar. Von einzelnen Beschreibern wird sie als unmittelbare Folge des Virusbefalles gedeutet.

4.2.4. Herpes-Encephalitiden

werden gelegentlich auch bei *Neugeborenen* beobachtet, und zwar besonders dann, wenn die Mutter an einem Herpes genitalis leidet.

4.3. Mitteleuropäische Zeckenencephalitis

4.3.1. Ätiologie

Sie wird durch ein ARBO-Virus (= Anthropodeborne-Virus) bewirkt, d.h. ein Virus, welches nur durch den Biß eines Anthropoden, hier einer Zecke, übertragen werden kann.
Sie war früher nur in Osteuropa bekannt, hat aber seit dem 2. Weltkrieg auch Zentral- und Westeuropa erreicht. Die Infektion kann durch den Anstieg von Serumantikörpern nachgewiesen werden. Soweit der Verlauf durch Tierversuche überprüft werden kann, scheint das Virus schon nach 72 Std das Zentralnervensystem erreicht zu haben.

4.3.2. Klinik

Recht häufig scheinen polyradikulitische und myelitische Verlaufsformen zu sein, die mit Lähmungen einhergehen. Seltener kommt es zu Bewußtseinsstörungen sowie pseudobulbären und extrapyramidalen Symptomen.
Meist werden diese Fälle früh im Sommer beobachtet. Wenige Tage nach dem Biß kommt es zu grippeähnlichen Symptomen, die wieder abklingen. 10–12 Tage später treten neurologische Symptome auf. Schwere Fälle enden in wenigen Tagen tödlich, leichtere führen zu mehr oder weniger reversiblen neurologischen Ausfällen.

4.3.3. Pathologische Anatomie

Charakteristisch ist der diskontinuierliche Befall der grauen Substanz mit knötchenartiger Infiltration einzelner Abschnitte, oft auch nur einzelner großer Ganglienzellen. Gelegentlich werden einschlußkörperähnliche Gebilde in und neben den Kernen von Ganglienzellen beobachtet. Die Topographie dieser Krankheit erinnert etwas an diejenige der Poliomyelitis. Charakteristische Unterschiede zu derselben scheinen darin zu bestehen, daß die P.a. vorwiegend in der Ponshaube, die Zeckenencephalitis vorwiegend im Ponsfuß lokalisiert ist, und daß die P.a. gelegentlich den Nucleus dentatus, die Zeckenencephalitis aber das ganze Cerebellum befällt.

5. Encephalitiden ohne gesicherte Virusätiologie

5.1. Die perivenöse Encephalitis

Diese Form der Encephalitis tritt während oder nach verschiedenen Infektionskrankheiten (Masern, Varicellen, Pocken, Influenza, Parotitis epidemica, Pneumonie) auf. Außerdem wird sie im Anschluß an Impfungen beobachtet, besonders nach Pocken- und Tollwutimpfungen. Selten kann das gleiche Bild auch ohne eine solche Anamnese beobachtet werden.

Tabelle 4. Weitere Viruskrankheiten des Zentralnervensystems

Virus	Extraneurale Manifestationen, Epidemiologisches	Pathologische Anatomie
Coxsackievirus	Meist nur Myokarditis und Lebernekrosen, Bornholmerkrankheit.	Selten Encephalomyelo-Meningitis. Diese von Poliomyelitis nicht zu unterscheiden.
Echovirus	Auftreten im Sommer und Herbst, meist uncharakteristische Fieber, respiratorische Infektionen, selten Meningo-Myelitis (bes. Echo-9).	Bisher keine publiziert.
ARBO-Virus: Japanische B-Encephalitis, St. Louis-Enc. Western- und Eastern-Equine-E.	RNS-Viren. Durch verschiedene Mücken übertragene Viren, deren Reservoir wahrscheinlich wilde Vögel sind. Epidemien bei Pferden; durch Mücken gelegentlich auf Menschen übertragen.	Infiltrate und diskontinuierliche Gliaknötchen, z.T. in charakteristischer Verteilung.
Cytomegalie (Salivary-gland-Virus)	Neugeborene, gleichzeitig fast immer andere Organerkrankungen: Speicheldrüse, Lunge, Niere. Erwachsene nur bei Schwächung der Immunabwehr.	Anhäufungen von hämatogenen Zellen. Gliazellen mit charakteristischen intranucleären Einschlüssen.
Herpes zoster und Varicellen	Lokale Efflorescenzen auf der Haut, segmental verteilt, selten encephalitisches Bild.	Lymphoplasmocytäre Infiltrate von Spinalganglien-Hinterwurzeln, gelegentlich Übergreifen auf Rückenmark und Hirnstamm. Zerfall von Markscheiden und Axonen.
Lyssa	Auftreten im Anschluß an Hundebiß oder Biß anderer Tiere. Oft Monate bis Jahre Inkubationszeit. Kopfschmerz, Krampfzustände.	Infiltrate im Rückenmark, Mittelhirn, Kleinhirn, Negri-Körper; in Purkinje-Zellen und Zellen des Hippocampus.
v. Economo-Encephalitis (Influenza-Virus?)	Akute Encephalitis zwischen 1908–1926 (europäische Schlafkrankheit). Parkinsonismus mit oder ohne Brückensymptome.	Akut ähnlich wie Poliomyelitis, aber andere Topographie: hauptsächliche Veränderungen im Mittelhirn. Beim Parkinsonismus: Hochgradiger Verlust der Ganglienzellen in der Substantia nigra. Gleichzeitig darin auch Alzheimersche Fibrillenveränderungen.

5.1.1. Klinik

Während oder nach einer der genannten Krankheiten kommt es zu Erregungszuständen und Verwirrungen, im Kindesalter auch zu cerebellären Symptomen. Selten treten Kreislaufkollapse oder Bilder der Decerebration auf. Nach der Heilung können psychische Veränderungen sowie neurologische Residuen zurückbleiben.

5.1.2. Pathologische Anatomie (Abb. 54)

Die Veränderungen finden sich hauptsächlich in der weißen Substanz und bestehen aus einer intensiven Mikrogliaproliferation in der Umgebung von stark gestauten Venen. Perivenöse Infiltrate im engeren Sinne des Wortes fehlen aber fast vollständig. In den von Mikroglia besiedelten Anteilen des Zentralnervensystems kommt es zu manschettenartigen Entmarkungen, welche aber selten ein größeres Ausmaß erreichen, ausgenommen bei derjenigen Encephalitis, welche im Anschluß an die Tollwutimpfung auftritt. Die Nähe des Ventrikelsystems und die äußere Oberfläche des Rückenmarks sind meist besonders intensiv befallen. Daneben werden der Ponsfuß und die tiefen Rindenschichten in den Beschreibungen oft erwähnt.

5.1.3. Theorien über die Ursache der perivenösen Encephalitis

Die Ursache dieser Encephalitis ist nicht geklärt. Einzelne Autoren nehmen einen direkten Befall des Zentralnervensystems durch das be-

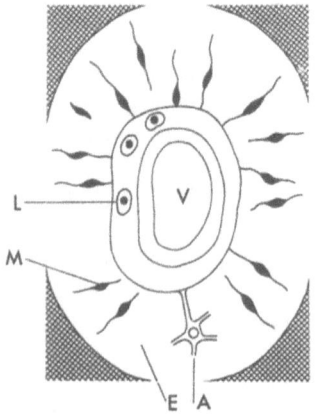

Abb. 54. Perivenöse, parainfektiöse Encephalomyelitis. Schematische Darstellung der Läsion.
V = Vene, L = Vereinzelte Lymphocyten im perivasculären Raum, E = Entmarkte perivenöse Zone, M = Mikroglia im Parenchym, perivenös, A = Astrocyten im gleichen Raum

treffende Virus an, andere denken an die Aktivierung eines im Zentralnervensystem latenten Virus. Ferner werden neuro-allergische Vorgänge in Betracht gezogen, wie sie bei der experimentellen allergischen Encephalomyelitis vorkommen. Letztere Möglichkeit scheint besonders für diejenigen Encephalitiden wahrscheinlich, die im Anschluß an Rabies-Impfungen auftreten.

5.1.4. *Akute hämorrhagische Leukencephalitis* (Hurst)

Diese Form wurde hauptsächlich im Zusammenhang mit Influenza A-Viren und Masern beobachtet. Histologisch kommt es dabei zu zahlreichen petechialen Blutungen in der weißen Substanz. Die Lokalisation ist meistens asymmetrisch. Außerhalb der Blutungen bestehen ausgedehnte fibrinoide Exsudate. Die Wände kleinerer Venen sind nekrotisch. Die Krankheit verläuft foudroyant und führt in wenigen Tagen zum Tode.

5.2. *Die subakute sklerosierende Panencephalitis* (van Bogaert)

5.2.1. *Klinik*

Diese Krankheit befällt hauptsächlich Kinder und junge Erwachsene aus ländlichen Gegenden. Das männliche Geschlecht ist bedeutend häufiger befallen als das weibliche. Sie ist selten, dürfte in der Schweiz etwa einmal im Jahr vorkommen. Gelegentlich hat man den Eindruck, daß kleine Endemien vorliegen.
Das Leiden beginnt mit einem intellektuellen Leistungsabfall: gute Schüler werden schlechte, ordentliche werden unordentliche. Es treten charakteristische myoklonische Zuckungen auf, welche in rhythmischen Abständen von einigen Sekunden bis Minuten den ganzen Körper durchlaufen. Allmählich gesellen sich anhaltende neurologische Zeichen dazu, hauptsächlich Spastizität oder extrapyramidale Bewegungsstörungen. Schließlich mündet das Bild in eine völlige Demenz und Enthirnungsstarre. Der Tod tritt nach Monaten oder Jahren ein. Eine therapeutische Beeinflussung scheint einstweilen nicht möglich.
Das Elektroencephalogramm zeigt neben unspezifischen Allgemeinstörungen charakteristische Gruppen von hohen, langsamen Wellen,

welche in regelmäßigen Abständen auftreten, meist synchron mit den Zuckungen.
Der Liquor weist eine deutliche Vermehrung der Immunglobuline vom Typ IgG auf.

5.2.2. Pathologisch-anatomisch (Abb. 55)

fällt bei der Hirnsektion die leicht erhöhte Konsistenz auf. Gelegentlich sind in der Rinde laminäre Nekrosen vorhanden.

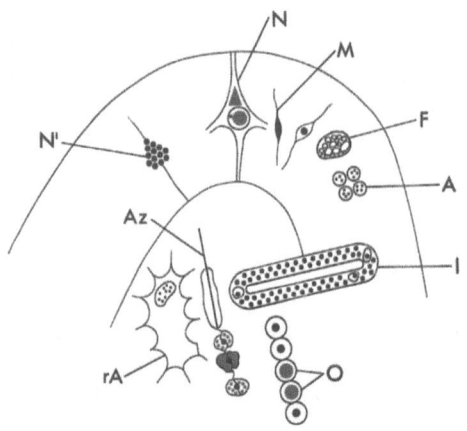

Abb. 55. Die histologischen Befunde bei subakuter sklerosierender Panencephalitis (van Bogaert).
N = Neuron mit intranucleärem und intracytoplasmatischem Einschlußkörper, N' = idem, mit Lipofuscin, untergehend, M = Mikroglia, F = Fettkörnchenzellen, A = Astrocytenkerne in Gruppen, I = Perivenöses Infiltrat mit Lymphocyten und Plasmazellen, rA = Reaktiver Astrocyt vom Typ der gemästeten Glia, O = Reihe von interfasciculären Oligodendrogliazellen, zum Teil mit intranucleären Einschlußkörpern, Az = Achsencylinder, in Wallerscher Degeneration begriffen, mit entsprechender Veränderung der Markscheiden

Mikroskopisch besteht eine diffuse Encephalomyelitis, die sich meist über das ganze Zentralnervensystem verteilt, aber im Bereiche des Großhirns am deutlichsten ist. Es bestehen breite perivasculäre Infiltrate aus Lymphocyten und Plasmazellen. Die Rindenstruktur ist infolge eines größeren Ganglienzellausfalles und einer Gliazellvermehrung verwischt. Es finden sich massenhaft Mikrogliazellen, wobei alle Übergänge von stäbchenförmigen Zellen zu abgerundeten Fettkörnchenzellen vorkommen. Die Astrocyten liegen wegen rasch hintereinander folgenden Zellteilungen häufig in Zweier- und Vierergruppen. Sie sind meist vom Typ der „gemästeten Glia", besonders in der weißen Substanz. In dieser besteht auch eine Vermehrung der Gliafasern (Sklerosierung!) und ein Verlust an Markscheiden. In Ganglienzellen und Oligodendrogliakernen werden intranucleäre und intracytoplasmatische Einschlußkörper beobachtet.

5.2.3. Stand der Forschung

Elektronenmikroskopisch beobachtet man neben den unspezifischen Befunden, wie der Gliavermehrung, auch virale Nucleocapside, deren Morphologie für das Vorliegen eines Myxovirus sprechen.
Im Serum und im Liquor lassen sich hohe Konzentrationen von Antimasern-Antikörpern nachweisen. Diese gelangen auch in den Plasmazellen der Infiltrate bei entsprechender Fluorescenzmikroskopie zur Darstellung. Durch markierte Antimasern-Antikörper lassen sich die intranucleären und cytoplasmatischen Einschlüsse darstellen.
Das Virus konnte lange nicht gezüchtet und auf Tiere übertragen werden. Heute gelingt es, die Krankheit mit Hilfe spezieller Maßnahmen auf Frettchen zu übertragen oder das Virus aus Hirnbiopsien durch Zellfusionsverfahren zu züchten. Es steht offensichtlich dem Masernvirus nahe, ist aber mit diesem nicht identisch. Das Vorkommen in vorwiegend ländlichen Gegenden und das Überwiegen des männlichen Geschlechts ist noch ungeklärt.

5.3. Multiple Sklerose (MS)

5.3.1. Allgemeines

Außer den cerebro-vasculären Insulten ist die MS in unseren Breiten die häufigste neurologische Krankheit. In der Schweiz rechnet man mit etwa 3000 Erkrankten. Sie kommt besonders in den nördlichen, gemäßigten Zonen vor.

5.3.2. Klinik

Es handelt sich um eine in Schüben und Remissionen verlaufende chronische neurologische Krankheit. Häufige, zuerst meist reversible

Symptome sind spastische Lähmungen der Exremitäten, cerebelläre Ataxien, vorübergehende Erblindung eines Auges, Parästhesien der Extremitäten, dysarthrische Sprache und psychoorganische Störungen. Sie führt zu decerebrierten Zuständen und langer Bettlägerigkeit. Die Folge derselben sind hypostatische Pneumonien, Thrombosen und Embolien sowie Urininfekte.
Eine wirksame Therapie oder Prophylaxe ist noch unbekannt.

5.3.3. *Pathologische Anatomie* (Abb. 56, 57 und 58)

Sie ist durch scharf begrenzte Entmarkungsherde („plaques") gekennzeichnet. Im Zentrum dieser Herde liegt regelmäßig eine oder mehrere Venen, um welche in frischeren Läsionen lymphoplasmocytäre Infiltrate vorhanden sind. Im Bereiche der Läsionen sind sämtliche Markscheiden zerstört, die Achsencylinder aber erhalten. Die Gegend

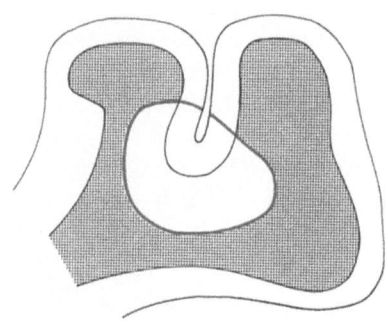

Abb. 56. Schematische Darstellung einer MS-Plaque, welche nicht nur das Mark, sondern auch die darüberliegende Hirnrinde ergreift. Sie zerstört dort ausschließlich die Markscheiden

frischerer Herde ist von Myelophagen übersät, in denen das Markscheidenmaterial zu Neutralfett abgebaut wird. Solche Fettkörnchenzellen sind in älteren Herden nur noch perivasculär und am Rand sichtbar. Im Bereiche der Herde verschwinden die Oligodendrogliazellen. Dafür proliferieren faserbildende Astrocyten, so daß es zu einer glialen Vernarbung kommt (Sklerose). Seltener sind unvollständig entmarkte Herde (sogenannte Shadow-Plaques), die heute von den meisten Beobachtern als Zeichen einer Remyelination interpretiert werden.
Charakteristische Lokalisationen der Entmarkungsherde sind das Marklager der Großhirnhemisphären (besonders in der Nähe der Ventrikel, wo die Venen zusammenfließen), die Nn. optici, Kleinhirn, Pons und Rückenmark.

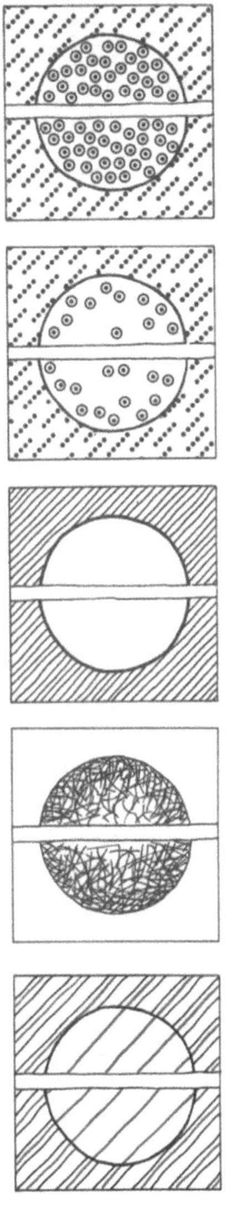

Abb. 57. Entmarkungsherde bei Multipler Sklerose in verschiedener Färbung und in verscheidenen Stadien. In allen Bildern stellt die horizontale Doppellinie die zentrale Vene, der runde Bezirk den eigentlichen Entmarkungsherd dar.
a) Sudan-Färbung, frischer Herd,   Reihen von Oligodendrogliazellkernen in erhaltener weißer Substanz. ⊙ Fettkörnchenzellen, b) idem, älterer Herd; die Fettkörnchenzellen sind nur noch am Rande sichtbar. Gruppen von ihnen liegen in der unmittelbaren Umgebung der Vene, c) Markscheidenfärbung: Der Entmarkungsherd hebt sich als helle Zone von der Umgebung ab, d) Gliafaserfärbung: Die Gliafasern sind im Inneren der entmarkten Zone vermehrt. Dadurch ergibt sich ein Komplementärbild zu c), e) Kombinierte Achsencylinder und Markscheidenfärbung. Nur die Markscheide ist im Herd unterbrochen, der Achsencylinder zieht unberührt durch

5.3.4. Zur Ätiologie und Pathogenese

Die Ätiologie der MS ist immer noch unbekannt. Einerseits wird die Möglichkeit einer Viruskrankheit, andererseits diejenige eines neuroallergischen Vorgangs diskutiert. Stützen für die letzteren Annahmen sind hauptsächlich die Ähnlichkeit der MS-Läsion mit derjenigen der experimentellen allergischen Encephalomyelitis sowie das Vorhandensein von Serumfaktoren, die gegen das Myelin gerichtet sind. Sie kommen sowohl bei der MS wie bei der EAE vor. Für ein infektiöses Agens spricht die Epidemiologie (Verbreitung in gemäßigten Zonen, Ausbreitung mit größeren Verlagerungen der Bevölkerung aus diesen Gebieten in solche mit wenig MS), ferner das gelegentliche Vorkommen eines Kerneinschlusses in Gliazellen.

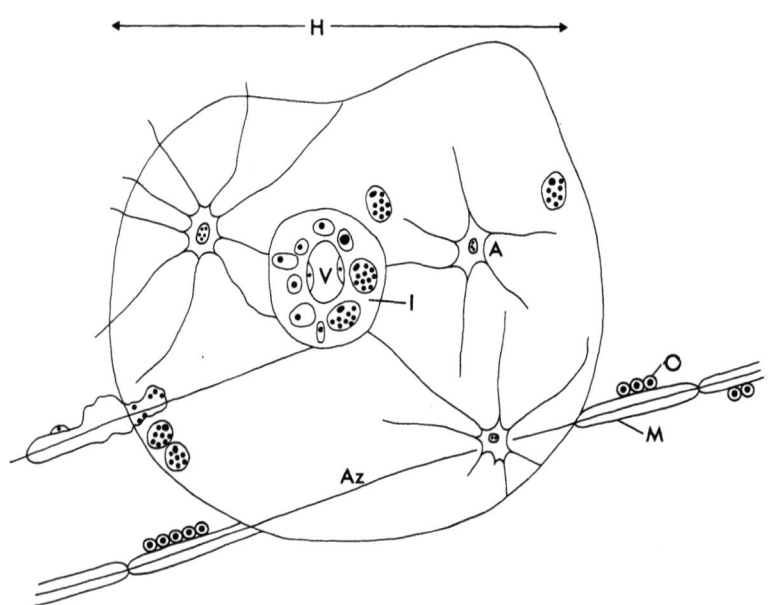

Abb. 58. Schematische Darstellung einer MS-Plaque, zusammengesetzt aus der Information verschiedener Färbungen.
H = Ausmaß des Herdes, V = Zentrale Vene, Inf = Infiltrat aus Lymphocyten, Plasmazellen und einzelnen Fettkörnchenzellen, A = Reaktive Astrocyten, Az = Achsencylinder, M = Markscheiden, begleitet von Oligodendroglia. Man beachte, daß im Inneren des Entmarkungsherdes weder Markscheiden noch Oligodendrogliazellen nachweisbar sind

Die experimentelle allergische Encephalomyelitis, welche wegen ihrer morphologischen Ähnlichkeit mit Multipler Sklerose immer wieder als Modell für dieselbe herbeigezogen wurde, wird beim Meerschweinchen und anderen Laboratoriumstieren durch Injektion von weißer, zentralnervöser Substanz mit Freudschem Adjuvans erzeugt. Auch Fraktionen von Myelin, besonders das sogenannte basische encephalitogene Protein, bewirken ebenfalls eine Encephalomyelitis. EAE ist heute wohl die bestuntersuchte experimentelle Autoimmunkrankheit und spielt deshalb für die Immunologen ganz allgemein eine wichtige Rolle. Es ist wahrscheinlich, daß bei der Multiplen Sklerose ähnliche Vorgänge wie bei der EAE sich abspielen. Es ist hingegen fraglich, ob diese die Multiple Sklerose vollständig erklären.

6. Pilzkrankheiten des Zentralnervensystems

Diese waren früher eine Seltenheit. Sie scheinen jetzt häufiger vorzukommen, und zwar hauptsächlich im Zusammenhang mit Krankheiten, welche die Immunabwehr schädigen und bei langdauernden Therpien, welche einen ähnlichen Effekt haben (Cytostatica, Immunsuppressiva, Corticoide). Eine ausführliche Behandlung würde den Rahmen dieses Buches sprengen. Die Auswirkungen der wichtigsten Mykosen auf das Zentralnervensystem sind in Tabelle 5 zusammengefaßt.

7. Protozoenkrankheiten des Zentralnervensystems

In Europa ist vor allem die Toxoplasmose wichtig, die hauptsächlich bei Neugeborenen vorkommt. Auch über sie sind die wichtigsten Daten in Tabelle 6 wiedergegeben, zusammen mit den Daten über die Malaria.

8. Parasitenkrankheiten des Zentralnervensystems

Einige Daten über die wichtigsten parasitären Manifestationen (Cysticercus und Echinococcus sind in Tabelle 7 angegeben.

Tabelle 5. Mykosen des Zentralnervensystems

Name des Erregers und Synonyme	Natürliches Vorkommen	Manifestationen außerhalb dem Nervensystem	Neurologische Klinik und Neuropathologie	Aussehen des Pilzes im histolog. Präparat
Kryptococcus Torulose Busse-Buschkesche Krankheit Oidio-Mykose Europ. Blastomykose	Hühner- und Taubenkot, Milch, Früchte, Saprophytär auf Haut und Schleimhäuten des Menschen	Lunge, selten Haut- und Schleimhaut (gegenüber neurologischem Bild im Hintergrund)	Kopfschmerz und chron. Meningitis. Tod binnen 1 Jahr unbehandelt (Amphotericin B). Zeichen der Raumverdrängung, selten lokalisierende Zeichen. Gelatineartige Substanz subarachnoidal und in kleinen Cysten auf Schnittfläche. Auffallend geringe Gewebsreaktion.	Tusche-Präparat des Liquors: Dunkles Zentrum mit hellem Hof in Hämatoxylin-Eosin. 4–10 μ
Aspergillus fumigatus	Boden und Luft	Akute und chronische Pneumonien. Selten Endokarditiden. Überwiegen gegenüber ZNS-Läsionen	M F. Meist subchronisch bis chronisch. Kompliziert oft Krankheiten und Therapien mit abgeschwächter Immunabwehr. Meist hämatogen, seltener aus Nasennebenhöhlen fortgeleitet. Granulome, Infarkte, Thrombose kleiner Arterien. Gel. epi-subdurale Abscesse, aus Knochen weitergeleitet.	Fäden, 2,5–5,5 μ im Durchmesser, Auftreibungen, selten auch Fruchtkörper sichtbar.
Candida albicans Candidase Moniliase Soor	Saprophytär auf Haut und Mundhöhle, Vagina	Broncho-pulmonal Endokarditis Urogenital Magen-Darm	Pathogen meist nur bei zehrenden Krankheiten. Hirn meist im Rahmen einer allg. Candidasepsis befallen. Kopfschmerz. Gel. Hirnstammsymptome. Meist terminal auftretend. Thrombosen durch Gefäßbefall. Encephalomalacien, Petechien. Kleine Absces-	Pseudohyphen und Pseudosepten = „Hefe-Formen", endständig, selten Verzweigungen. Intensiver gram-pos. als Aspergillus.

Tabelle 5. (Fortsetzung)

Name des Erregers und Synonyme	Natürliches Vorkommen	Manifestationen außerhalb dem Nervensystem	Neurologische Klinik und Neuropathologie	Aussehen des Pilzes im histolog. Präparat
Mukor-Mykose = Phycomykose Rhizopus arrhizus	Nase, Orbita, Lunge, selten Intestinaltrakt	Saprophyt auf Schleimhäuten. Boden, Mist, Luft	Ausbreitung aus Nasennebenhöhlen auf Meningen, fast ausschließlich bei Krankheiten mit geschwächter Immunabwehr. Fulminanter Verlauf meningo-encephalitischer Verlauf. Häufig Infarkte, besonders an frontaler Hirnbasis. Organismen mit Thrombosen assoziiert. Gel. auch Abscesse und Granulome, i.a. geringe Entzündung.	$\emptyset$ 3–12 μ
Actinomyces israeli (anaerob). Nocardia asteroides (aerob)	Lunge (Nocardia) u. Actinomyces. Abscesse in Kiefer und Pharynx	Saprophytär in Haut und Nasen-Rachenraum	M F. Gelegentlich ohne schwächende Begleitkrankheit. Hämatogene oder fortgeleitete Abceßbildung mit geringer Kapselbildung. Fast keine granulomatöse Reaktion.	Dünne Fäden in Haufen. *Actinomyces* gram-pos. verzweigte Fäden. Keulenartige Auswüchse am Rand.
Histoplasma capsulatum. Darlingsche Krankheit. Reticuloendotheliale Cytomykose (nur in Amerika bekannt)	Besonders Lungen	Saprophyt von Tieren	Meningitis. Intracytoplasmatische Körnchen in Makrophagen.	
Penicillium: austaceum	Luft (Staub) Erde	Bronchopneumonien, Blase, Niere	Nur wenige gesicherte Fälle bekannt.	Verästeltes Penicillium (= Pinsel). Weniger Septen als Aspergillus.

Tabelle 6. Protozoen-Erkrankungen des Zentralnervensystems

Name des Erregers	Natürlicher Wirt	Überträger	Extraneurale Manifestation	Neurologische und neuropath. Manifestationen	Aussehen des Erregers
Toxoplasmose T. gondii	Kaninchen und andere Nager	Übertragung von Mutter auf Kind (transplacentär)	Retina	Fetal und frühkindlich: Nekroseherde und Granulome in Stammganglien. Gel. Hydrocephalus. Meningoencephalitis.	Pseudocysten
Malaria: Plasmodium falciparum	Mensch	Anopheles	Blut, Milz, Leber	Purpura cerebri. Kleine Gefäße mit parasitenhaltigen Erythrocyten und geschwollenen Endothelien verschlossen. Perivasculäre Gliareaktion, ähnlich wie bei Fettembolie, rauchgraue Verfärbung des ganzen Gehirns.	

Tabelle 7. Parasiten-Erkrankungen des Zentralnervensystems

Erreger	Natürlicher Wirt	Zwischenwirt	Befallene Organe	Neurologische Manifestationen und Neuropathologie
Cysticercus (Schweinebandwurm), Gliafasern, Granulationsgewebe -Chitin	Schwein	Fleischfressende Tiere, u. a. Mensch	Hirn fast ausschließlich	In Meningen und subependymal: z. T. auch in Parenchym: bis kirschgroße Cysten, mit weißem Brei gefüllt. Chitin, Granulationsgewebe.
Echinococcus	Hund	Mensch	Leber	Ähnlich, aber die einzelnen Läsionen multiloculär.

Kapitel VIII

Tumoren des Zentralnervensystems

Allgemeines. Hier werden nicht nur diejenigen Tumoren besprochen, die aus dem zentralnervösen Gewebe im engeren Sinne selbst hervorgehen, sondern alle Tumoren des Schädelinneren, also auch diejenigen, die aus den Meningen und anderen intrakraniellen Gewebsanteilen hervorgehen. Die Gesetzmäßigkeiten der Raumverdrängung im allgemeinen sind bereits im einleitenden Kapitel (I/3) behandelt worden, so daß hier unmittelbar auf die einzelnen Tumorarten eingegangen wird.

Was die Nomenklatur der neuroektodermalen Tumoren betrifft, so halten wir uns weitgehend an diejenige von Rubinstein im Fascikel des Armed Forces Institute of Pathology. Sie deckt sich weitgehend mit derjenigen von Zülch, wenn auch einzelne Differenzen vorkommen.

1. Neuroektodermale Tumoren

Wir verstehen darunter Tumoren, welche aus den differenzierten und undifferenzierten Abkömmlingen der Neuralplatte hervorgehen, also den Neuronen und ihre Vorstufen einerseits, der Glia und des Ependyms andererseits.

Man kann diese unterteilen in solche, welche aus ausgereiften glialen Zellen hervorgehen (1.1.–1.3.) und solche, die aus unreifen hervorgehen (1.4.–1.8.).

1.1. Oligodendrogliome

Vorkommen, Lage, Klinik. Oligodendrogliome bilden etwa 5% aller intrakranieller Tumoren. Sie kommen in allen Lebensaltern vor, besonders häufig aber im Alter von 40 – 50 Jahren. Beide Geschlechter sind gleichmäßig betroffen. Ihr Vorzugssitz ist das Großhirn, besonders der Frontallappen. Einzelne kommen aber auch cerebellär und spinal vor. Im Großhirn durchwachsen Oligodendrogliome gelegentlich die Rinde in charakteristischer Weise, wobei sie die Meningen erreichen und sogar mit der Dura verwachsen können. Die Symptome entsprechen dem Sitz, jahrelange Anamnesen sind keine Seltenheit.

Makroskopisch sind die Oligodendrogliome meist gut umschrieben, sie zeigen gelegentlich Cysten, selten schleimig veränderte Partien, gelegentlich Blutungen und Kalk. Letzterer kann gelegentlich röntgenologisch dargestellt werden. Metastasen entlang den Liquorwegen kommen vor.

Mikroskopisch sind diese Tumoren recht monoton. Sie bestehen aus kugeligen, wasserklaren Zellen, mit dunklem, zentralständigem Kern, die dicht aneinandergereiht sind. Ein feines Gefäßstroma unterteilt den Tumor in Pakete und Läppchen von Zellen. Wenn stark gerichtete weiße Strukturen infiltriert werden, kommt es oft zur Ausbildung spindelförmiger Zellen. Die wasserklaren Tumorzellen imitieren die normalen Oligodendrogliazellen bei Hirnödem und artefizieller Schwellung (wie bei der Buscainoschen Veränderung) (Abb. 59).

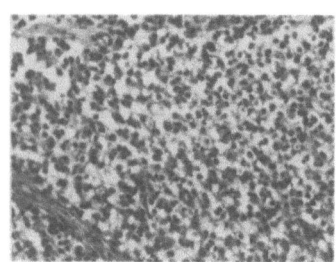

Abb. 59. Oligodendrogliom. Es besteht aus scharf begrenzten runden Zellen mit dunklem Kern

Mitosen können recht zahlreich sein; Endothelschwellungen und Proliferationen, ähnlich wie beim Glioblastoma multiforme, kommen vor. Sie sollten *nicht* als Zeichen von Malignität gedeutet werden.

Fast immer liegen zwischen den Oligodendrocyten auch einzelne Astrocyten. Häufig komme es zu eigentlichen Mischtumoren.

Prognose. Diese ist auch bei Totaloperationen unterschiedlich. Etwa 50% aller Fälle rezidivieren. Gelegentlich kommt es nach Operationen zu extrakraniellen Metastasen. Ob Nachbestrahlung die Prognose bessert, ist umstritten.

1.2. Ependymome (Abb. 60)

Vorkommen, Lage, Klinik. Diese Tumoren machen etwa 6% aller intrakraniellen Geschwülste aus. Entsprechend ihrem Ursprungsgewebe liegen sie häufig intraventriculär, und zwar besonders im 4. Ventrikel. Da sie auch von Ependymresten entlang embryologisch gebildeter und später geschlossener Spalten ausgehen können, kommen sie in der Tiefe der Hemisphären vor, ferner entlang dem Zentralkanal im Rückenmark, wo sie mehr als die Hälfte aller intramedullären Tumoren stellen.

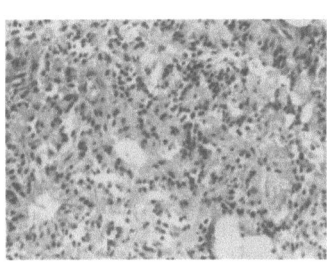

Abb. 60. Ependymom. Charakteristisch sind die hochprismatischen Zellen mit runden bis elliptischen Kernen, die oft in Rosetten (um kleine Hohlräume) oder Pseudorosetten (um kleine Gefäße) angeordnet sind

Die Ependymome des 4. Ventrikels kommen hauptsächlich im Kindesalter vor. Supratentoriell gelegene sind offenbar auf alle Lebensalter gleich verteilt.
Eine besonders zu erwähnende Lokalisation ist diejenige im Filum terminale, welche zu Kompressionen der Cauda equina führt.
Die Symptomatik der Ependymome ist meist allmählich progredient. Es kommt aber auch zu akuten Liquorzirkulationsstörungen und akuten, scheinbar meningitischen Zeichen.
Makroskopisch handelt es sich um scharf begrenzte Geschwülste. Sie ragen gelegentlich zapfenförmig aus dem 4. Ventrikel in die Cisterna magna. Die Schnittfläche ist grau, gekörnt, gelegentlich mit kleinen Blutungen.
Mikroskopisch wird die Diagnose durch den Nachweis von Rosetten gesichert. Die Tumorzellen gruppieren sich kreisförmig um einen kleinen Hohlraum, zu welchem sie Fortsätze aussenden. In diesen Rosetten kann man gelegentlich Blepharoplasten (Basiskörper von Cilien) beobachten (Abb. 60).
Häufiger aber kommt es zur Ausbildung sogenannter Pseudorosetten: hier sind die Tumorzellen um Gefäße herum angeordnet. Da sich in unmittelbarer Nachbarschaft der Gefäße die Plasmafortsätze befinden und die Kerne somit einige Distanz dazu wahren, kommt es zu

charakteristischen zellkernfreien Höfen um die Gefäße herum. Dadurch entsteht ein typisches, schon in schwacher Vergrößerung erkennbares Bild von rhythmisch und kreisförmig angeordneten Zellkernen. Diese scheinen in einer faserigen Matrix suspendiert, in der sich auffallenderweise nur wenige Gliafasern anfärben lassen.
Abweichend von diesem Bild ist meist dasjenige der Ependymome im Filum terminale, wo die myxopapilläre Form vorherrscht: zwar sind auch hier die Zellkerne in einiger Distanz der Gefäßlumina angeordnet, liegen aber wegen des papillomartigen Aufbaus dieser Tumoren ganz gegen eine gewebslose Spalte hin angeordnet.
Prognose, Frage der Malignität. Obwohl die meisten Ependymome histologisch gutartig scheinen, erweisen sie sich in der Praxis oft als bösartig: einerseits sind sie schwer vom umgebenden Gewebe zu lösen, andererseits kommt es zu Abtropfmetastasen entlang den Liquorwegen. Gelegentlich zeigt schon die Histologie Hinweise auf Malignität in Form von Kernatypien, besonderem Kernwachstum und großer Mitosenzahl. Einzelne Autoren sprechen in solchen Fällen von Ependymoblastom, man sollte sie aber besser als maligne Ependymome bezeichnen.
Sogenannte Subependymome. Sie nehmen eine besondere Stellung ein. Es handelt sich hier um Proliferationen von subependymaler Glia, gemischt mit eigentlichen Ependymzellen. Auch hier sind verhältnismäßig kleine Zellkerne oft rhythmisch in einer faserigen Matrix suspendiert. Solche Subependymome sind benigne und werden sogar als Zufallsbefund bei Autopsien beobachtet, besonders in der Gegend der Area postrema des 4. Ventrikels.

1.3. Astrocytome

Wir benützen die Nomenklatur von L. J. Rubinstein, wie sie im Armed Forces Institute of Pathology-Atlas gehandhabt wird.
Allgemeines. Definitionsgemäß gehen Astrocytome von Astrocyten aus. Im normalen Gehirn werden faserbildende (fibrilläre) und protoplasmatische Astrocyten unterschieden, je nach ihrem Gehalt an Gliafibrillen. Im kranken Gehirngewebe bildet sich eine weitere, ausschließlich reaktive Astrocytenform aus, die sogenannte „gemästete Glia", die ebenfalls zahlreiche Fasern bildet. Aus allen diesen Formen von Astrocyten können Astrocytome hervorgehen. Dementsprechend unterscheidet man protoplasmatische, fibrilläre Astrocytome und solche aus gemästeter Glia (gemistocytic astrocytoma) (Abb. 61 – 64). Im

allgemeinen ist die Prädominanz der gemästeten Glia ein Zeichen raschen Wachstums, also auf Malignität verdächtig. Protoplasmatische und fibrilläre Astrocytome sind zwar histologisch meist gutartiger, aber oft sehr diffus wachsend und somit schwierig operativ zu behandeln.

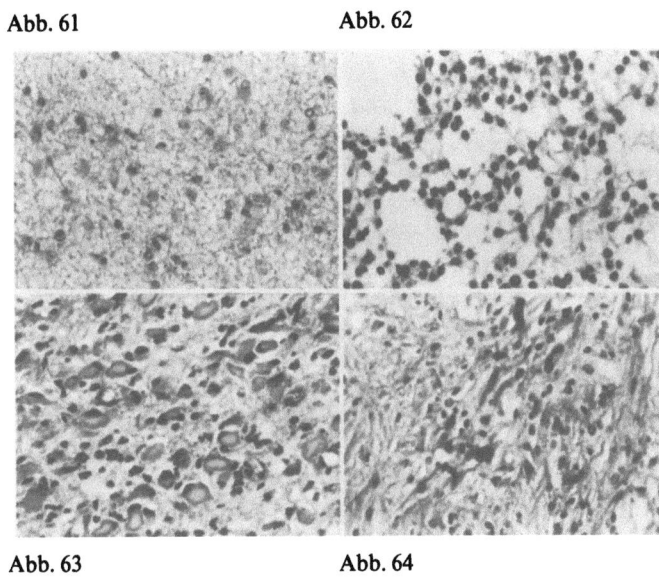

Abb. 61 Abb. 62

Abb. 63 Abb. 64

Abb. 61. Fibrilläres Astrocytom
Abb. 62. Astrocytom aus protoplasmatischen Astrocyten
Abb. 63. Astrocytom aus gemästeter Glia
Abb. 64. Kleinhirnastrocytom mit Rosenthal-Fasern®

Neben den genannten Typen von Astrocyten kommen auch solche vor, bei denen die Fortsätze hauptsächlich in zwei Richtungen verlaufen: pilocytäre oder piloide (haarförmige) Astrocyten. Ihre biologischen Eigenschaften entsprechen denjenigen der Astrocyten, so daß wir die von ihnen abgeleiteten Tumoren als pilocytäre Astrocytome bezeichnen (Spongioblastome nach Zülch). Sie sind meist benigne.
Ferner werden bei tuberöser Hirnsklerose Ansammlungen großer cytoplasmareicher Astrocyten subependymal beobachtet, die sich gelegentlich tumorartig in die Ventrikel vorwölben und die stark vascularisiert sind. Es handelt sich um gutartige Riesenzellastrocytome.
Es zeigt sich nun, daß für die Prognose und das biologische Verhalten nicht nur der histologische Typ, sondern auch Alter und Lokalisation entscheidend sind. Werden diese ebenfalls berücksichtigt, so erweist sich die Klassifikation in

diffuse Großhirnastrocytome (1.3.1.),
cerebelläre Astrocytome (1.3.2.),
pilocytäre Astrocytome vom juvenilen Typ (1.3.3.),
pontine und medulläre Astrocytome (1.3.4.) und
spinale Astrocytome (1.3.5.)
als zweckmäßig. Wir werden ihr folgen und noch kurz einiges über die Gliomatosis cerebri (1.3.6.) und die malignen Astrocytome (1.3.7.) sowie die großzelligen Astrocytome bei der tuberösen Hirnsklerose beifügen (1.3.8.). Wir sind uns selbstverständlich der Nachteile einer solchen Einteilung bewußt. Der wichtigste von ihnen ist wohl die Inkonsequenz, indem histologische, lokalisatorische und klinische (Alter!) Kriterien gemischt werden.

Allgemeines über Vorkommen und Häufigkeit. Astrocytome bilden etwa 30 – 50% aller glialen cerebralen Tumore. Sie wachsen langsam und führen deshalb zu allmählich progredienten Symptomen, die ihrer Lokalisation entsprechen.

1.3.1. Diffus wachsende Großhirnastrocytome

Vorkommen, Klinik. Es handelt sich um Tumoren der Erwachsenen. Männer scheinen eher häufiger befallen zu sein als Frauen.

Makroskopisch erkennt man in erster Linie eine diffuse Vergrößerung der befallenen Hirnteile, wobei oft die Hirnrinde vom Marklager nicht mehr genau abgrenzbar ist. Die Konsistenz des Tumors ist allgemein vermehrt, besonders dann, wenn der Tumor aus fibrillären Astrocyten besteht. Auf der Schnittfläche erkennt man oft den Zerfall in kleine Cysten. Astrocytome, die aus „gemästeter Glia" bestehen, sind dabei oft etwas schärfer begrenzt.

Histologisch (Abb. 61 – 63) können sie aus fibrillären oder aus protoplasmatischen, gelegentlich auch „gemästeten" Gliazellen bestehen. Bei den fibrillären Astrocytomen sind die Zellkerne, verglichen mit dem normalen Hirngewbe, deutlich vermehrt, unterschiedlich groß und unregelmäßig geformt. Sie sind in einem Netzwerk von Gliafasern eingelassen. Häufig erkennt man in entsprechenden Färbungen, wie die Zellfortsätze sternförmig auf einen Zellkern konvergieren.

In protoplasmatischen Astrocytomen fehlen die Gliafibrillen weitgehend. Jedoch sind feine Zellfortsätze auch hier erkennbar. Scheinbar verbinden sie benachbarte Zellen. Zwischen den Zellfortsätzen liegen optisch leere Hohlräume, so daß das ganze Gewebe von kleinen Cysten durchsetzt scheint.

Gelegentlich haben Großhirnastrocytome als Hauptbestandteile „gemästete" Gliazellen, das heißt, sie bestehen aus Astrocyten mit ver-

hältnismäßig großem, homogenem Cytoplasma, in welchem der Kern exzentrisch liegt. An einzelnen Stellen ist der Cytoplasmaleib zipflig ausgezogen und mündet an dieser Stelle in eine Gliafaser.
Prognose. Sie ist fast immer schlecht, auch bei histologisch gutartigem Aspekt, da sich der Tumor wegen seiner unscharfen Begenzung nicht radikal genug entfernen läßt. Astrocytome mit vorwiegend „gemästeter Glia" wachsen besonders rasch und sind deswegen prognostisch ungünstig.

1.3.2. Cerebelläre Astrocytome

Vorkommen, Klinik. Sie bilden etwa 30% aller Gliome im Kindesalter. Trotz ihrer relativen Benignität können sie durch Behinderung der Liquorzirkulation zu rasch progredienten Syndromen mit Zeichen des Befalls der hinteren Schädelgrube führen. Sie liegen ursprünglich teils im Vermis, teils in der Hemisphäre und wölben sich gegen den 4. Ventrikel vor.
Makroskopisch sind sie oft homogen mit gekörnter grau-roter Schnittfläche. Cysten und Blutungen kommen vor, wobei die Cysten oft so groß sind, daß sie zur Raumverdrängung führen. Meistens sind diese Tumoren im Gegensatz zu denen im Großhirn scharf begrenzt.
Mikroskopisch (Abb. 64) sind sie sehr unterschiedlich und wechseln in ihrem Aspekt von Gesichtsfeld zu Gesichtsfeld. In sehr zelldichten, faserreichen Regionen kommen zellarme, cystisch aufgelöste Regionen vor. Gelegentlich sieht man Rosenthal-Fasern. Die Cysten enthalten meist eine eosinophile, eiweißreiche Flüssigkeit. Mitosen sind selten zu sehen und in dieser Situation meist prognostisch ungünstig.
Prognostisch sind diese Tumoren wegen ihrer scharfen Begrenzung und guter chirurgischer Darstellbarkeit verhältnismäßig günstig.

1.3.3. Pilocytäre Astrocytome vom juvenilen Typ (Spongioblastome nach Zülch)

Vorkommen, Klinik. Es handelt sich um Tumoren von Kindern und jungen Erwachsenen, die hauptsächlich im Nervus und Tractus opticus sowie im Hypothalamus vorkommen. Die Symptome sind dementsprechend eine langsam progrediente Erblindung und Gesichtsfeldstörung sowie endokrine Störungen.
Makroskopisch kommt es zu knolligen Tumoren, welche die normalen ortsständigen Strukturen auftreiben, so daß es z.b. zu spindelförmigen

Verformungen des Nervus opticus kommt. Die Schnittfläche ist meist grau-weiß und körnig. Auch hier gelegentlich Cysten.

Mikroskopisch besteht wiederum eine starke Variation von einem Gesichtsfeld zum andern. Charakteristich ist das Vokommen von bipolaren und unipolaren Astrocyten, deren Fasern parallel zueinander liegen. Multipolare Astrocyten sind aber ebenfalls vorhanden. Gelegentlich beobachtet man auch hier die Bildung von Rosenthal-Fasern. Die Geschwulst ist meist eher zellarm, so daß sie als benigne interpretiert wird.

Prognose: Die Geschwülste sind wegen ihrer Lage in der Nachbarschaft des 3. Ventrikels oft als prognostisch ungünstig zu bewerten, trotz ihres langsamen Wachstums. Pilocytäre Astrocytome des Nervus opticus können unter Umständen total entfernt werden und haben eine entsprechend gute Prognose.

1.3.4. Pontine und medulläre Astrocytome

Vorkommen, Klinik. Es handelt sich um Tumoren des Kindesalters. Wegen ihrer Lage führen sie früh zu Ausfällen der Hirnnerven und der langen Bahnen, besonders der Pyramidenbahn. Erst später treten Störungen der Liquorzirkulation auf.

Makroskopisch. Äußerlich fällt bei der Hirninspektion die Schwellung von Pons und Medulla oblongata auf. Sie führt oft dazu, daß die Arteria basilaris in einem tiefen Graben zwischen den beiden nach vorne gewölbten Anteilen des Pons verläuft. Auf der Schnittfläche ist die normale Struktur der befallenen Hirnteile nicht mehr zu erkennen und durch graue, faserige Tumorelemente ersetzt. Auch hier finden sich häufig kleine Cysten und geringe Blutungen.

Mikroskopisch gleichen die Tumoren weitgehend den diffus wachsenden Großhirnastrocytomen. Wie diese wachsen sie infiltrativ, wobei häufig neuronale Elemente mitten im Tumor erhalten bleiben. Gelegentlich sind sie auch histologisch maligne und unterscheiden sich dann kaum vom Glioblastoma multiforme. Wie dieses können sie in die Meningen einwachsen und sich sogar im Liquor ansiedeln.

Prognose. Der bösartige Verlauf soll gelegentlich durch Strahlentherapie aufgehalten werden können.

1.3.5. Spinale Astrocytome

Vorkommen, Klinik. Sie sind verhältnismäßig selten, bilden aber immerhin etwa 25% aller intraspinalen Tumoren in der Cervical- und

oberen Thoracalregion. Bei der Neurofibromatosis v. Recklinghausen kommen gelegentlich mehrere spinale Astrocytome gleichzeitig vor. Auch über gleichzeitiges Vorhandensein einer Syringomyelie wurde schon berichtet.
Makroskopisch führen diese Geschwülste zu einer spindelförmigen Schwellung des Rückenmarks. Auf Schnitt sind sie, wie alle anderen Astrocytome, faserig und führen zu einer Verwischung der Struktur.
Mikroskopisch gleichen sie den fibrillären Astrocytomen der Großhirnhemisphären, wobei pilocytäre Partien gelegentlich vorkommen (deshalb werden sie von einzelnen Autoren, so Zülch, „Spongioblastome" genannt).
Prognose. Sie ist wegen des infiltrativen Wachstums und der Lage schlecht. Es kommt zu Paraplegien.

1.3.6. Gliomatosis cerebri

Dies ist eine seltene Krankheit, die meist bei jungen Erwachsenen auftritt. In einer ganzen Hemisphäre oder anderen großen Anteilen des Gehirns sind die Astrocyten tumorös verändert, wobei die ortsständigen Ganglienzellen stehenbleiben. Makroskopisch erkennt man meist eine starke Vergrößerung der normalen Strukturen. Mikroskopisch ist das Bild ähnlich demjenigen eines fibrillären Astrocytoms, wobei gelegentlich maligne Foci vorkommen.

1.3.7. Anaplastische Veränderungen in Astrocytomen

Sie sind durch großen Zellreichtum, Riesenzellbildung, Pleomorphismus, Gefäßproliferationen und Mitosen gekennzeichnet. Ein großer Teil der Großhirnastrocytome und der Astrocytome von Pons und Medulla oblongata entwickelt solche Veränderungen. Besonders häufig scheinen sie bei Astrocytomen aus „gemästeter" Glia zu sein. Häufig ist der Übergang in ein eigentliches Glioblastoma multiforme.

1.3.8. Großzellige Astrocytome bei tuberöser Hirnsklerose (Bourneville)

Bei dieser Krankheit bilden sich kerzentropfenartige Gebilde, bestehend aus subependymalen Astrocyten, die meist äußerst gefäßreich sind und weite Venen aufweisen. Sie sind benigne. Sie können aber durch Behinderung der Liquorzirkulation im Bereiche des Foramen Monroi und durch Blutungen zu plötzlich auftretenden neurologischen Syndromen führen. Histologisch gleichen sie entfernt den Astrocytomen aus „gemästeter Glia". Ihre Elemente sind aber plumper als diese. Zwischen ihnen liegen bipolare „pilocytäre" Elemente. In diesen können die Zellkerne pallisadenähnlich angeordnet sein, so daß eine oberflächliche Ähnlichkeit mit Neurinomen (Schwannomen) zustande kommt.

Die folgenden Hirntumoren bestehen aus entdifferenzierten Zellen. Diese imitieren bis zu einem gewissen Grade embryonale Vorstufen von Zellen des Zentralnervensystems. Der Name dieser Zellen wird für die Bezeichnung der Tumorart verwendet. Es handelt sich um folgende Tumoren:

Glioblastoma multiforme (1.4)
Medulloblastom (1.5)
Medulloepitheliom
Spongioblastoma polare
Astroblastom
Neuroblastom.

Von diesen sollen hier ausschließlich das Glioblastoma multiforme und das Medulloblastom etwas ausführlicher behandelt werden. Die übrigen sind extrem selten.

1.4. Glioblastoma multiforme
(Synonyme: Astrocytome vom Malignitätsgrad III und IV, Spongioblastoma multiforme)

Vorkommen, Klinik. Sie bilden nahezu 50% aller glialen Tumoren. Am häufigsten kommen sie zwischen dem 45. und 55. Lebensjahr vor. Männer sind häufiger befallen als Frauen. Wegen des raschen Wachstums dauert die Anamnese meist weniger als 6 Monate, bis der Arzt aufgesucht wird.
Lokalisation, makroskopischer Aspekt. Die große Mehrzahl liegt im Großhirn, und zwar hauptsächlich frontal. Einwachsen und Durchwachsen des Balkens sind häufig, wodurch Schmetterlingsfiguren entstehen. Da der Tumor meist völlig im Gehirn liegt, wird er erst auf den entsprechenden Schnittflächen gesehen. Äußerlich sind unter Umständen nur die befallenen Windungen aufgetrieben. Die Schnittfläche ist heterogen („bunt"). Graue Zonen aktiven Wachstums wechseln ab mit Nekrosezonen und kleinen Blutungen. Gelegentlich kommt cystischer oder schleimiger Zerfall vor.

Manchmal werden die Meningen erreicht, wodurch es zu starken Adhäsionen der Leptomeningen, gelegentlich auch der Dura kommt.
Cerebelläre Glioblastome und solche des Hirnstammes sind selten. Gelegentlich werden aber Hirnstammastrocytome im Sinne eines Glioblastoma multiforme umgewandelt.
Histologisch (Abb. 65 und 66) gleichen die Glioblastome oft den verschiedenen Astrocytomen, sind aber zellreicher und pleomorpher als diese. Charakteristisch sind kleine, bandförmige oder runde Nekroseherdchen (Abb. 65), an deren Rand eliptische tumoröse Gliazellen

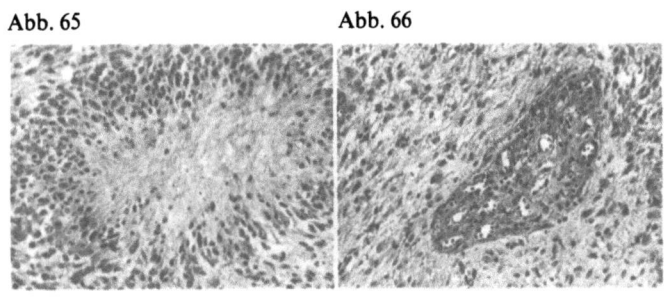

Abb. 65. Pseudopalisadenartige Begrenzung eines Nekroseherdes
Abb. 66. Knäuelartige Gefäßproliferation

senkrecht zur Oberfläche stehen. Die Tumorzellen selbst sind protoplasmaarme, elliptische oder runde, den Astrocyten nahestehende Zellen, die untereinander durch Zellfortsätze verbunden scheinen und gelegentlich Gliafasern bilden. Manchmal finden sich auch Partien, die der „gemästeten" Glia der entsprechenden Astrocytome gleichen (Abb. 63). Seltener ist die Ausbildung von eigentlichen astrocytären Riesenzellen.
Die Glioblastoma multiforme sind äußerst gefäßreich, wobei die Gefäße gelegentlich den Aufbau von kleinen Venen zeigen, oft aber dickwandigere, die gewundene Stränge bilden, die mehrere Lumina aufzuweisen scheinen und gelegentlich oberflächlich einem Nierenglomerulum gleichen (Abb. 66). Die Veränderung kommt offenbar durch eine tumorähnliche Proliferation des Endothels und der übrigen Wandschichten zustande.
An Stellen nekrotischen Zerfalls kommt es unter Umständen zur Mikrogliaproliferation und zum Abbau des nekrotischen Materials in Fettkörnchenzellen.
Wo der Tumor die Meningen erreicht, beginnen die Fibroblasten derselben zu proliferieren. Selten kommt es dabei zu einem selbständigen

fibrosarkomatösen Wachstum der Meningen (Gliosarkom, Feiginscher Tumor).
Gelegentlich metastasiert das Glioblastoma multiforme entlang den Liquorwegen; ganz selten auch einmal in extraneurale Organe, besonders die cervicalen Lymphknoten und die Lungen.
Prognose. Sie ist infaust. Innerhalb von zwei Jahren nach der Diagnose sind um 90% aller Patienten tot, und zwar unabhängig von der eingeschlagenen Therapie. Diese soll am besten in möglichst radikaler Operation und Nachbestrahlung bestehen.

1.5. Medulloblastome

Vorkommen, Klinik. Sie bilden etwa 6% aller intrakraniellen Tumoren. Im Kindesalter machen sie aber 25% aller intrakraniellen Tumoren aus. Etwa 50% aller Medulloblastome treten zwischen dem 5. und 10. Lebensjahr auf. Hervorzuheben ist jedoch, daß sie auch bei jüngeren Erwachsenen vorkommen. Die klinischen Zeichen sind rasch progrediente cerebelläre Symptome.
Lage, makroskopischer Befund. Es handelt sich um Kleinhirntumoren, die beim Kind vorwiegend im Vermis, beim Erwachsenen häufiger in den Hemisphären liegen. Es handelt sich um graue, wenig durchblutete, feinkörnige Massen, die umschrieben sein können oder diffus wachsen. Im letzteren Fall ist die Struktur der Kleinhirnrinde aspektmäßig verwischt.
Häufig erkennt man schon mit bloßem Auge eine zuckergußartige Aussaat in die Liquorwege.
Mikroskopisch (Abb. 67) handelt es sich um extrem zellreiche Geschwülste. Die Zellen sind meist plasmaarm, die Kerne von doppelter Lymphocytengröße, meist elliptisch oder kugelig. Sie liegen in Pallisadenanordnung oder in Rosetten, ohne daß eine dichtere faserige Ma-

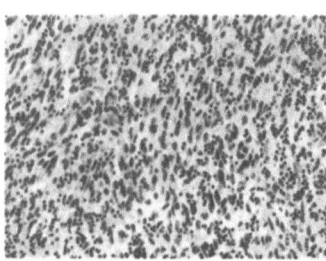

Abb. 67. Medulloblastom in der Kleinhirnrinde

trix zwischen ihnen erkennbar wäre. Es finden sich Mitosen. Gelegentlich differenzieren sich Abschnitte des Tumors astrocytomartig oder oligodendrogliomartig aus.
Prognose. Sie ist schlecht. Neben lokalen Rezidiven entstehen Metastasen entlang den Liquorwegen, Einbrüche in die Sinus der Dura, Metastasierung ins Knochenmark und die cervicalen Lymphknoten werden beschrieben. Dank der guten Ansprechbarkeit auf Strahlentherapie kann gelegentlich ein menschenwürdiges Leben noch über Jahre nach der Operation und Sicherung der Diagnose möglich sein.

2. Tumoren der Nervenwurzeln, der Hirnnerven und der peripheren Nerven

2.1. Neurinome
(Synonyme: Schwannome, Schwannzell-Tumoren, Neurilemmome)

Vorkommen, Häufigkeit, Lokalisation, Klinik. Diese Tumoren bilden etwa 8% aller intrakraniellen Tumoren, wobei der größte Teil vom 8. Hirnnerven ausgeht, hauptsächlich vom Nervus vestibularis. Seltener kommt auch ein Befall des Nervus trigeminus vor.
Im Spinalkanal sind sie die häufigsten Tumoren überhaupt (rund 30%); sie sitzen hier meist an der Hinterwurzel, und zwar ganz besonders häufig lumbal.
Multiple Neurinome, beispielsweise bilateral im Kleinhirnbrückenwinkel, sind nicht allzu selten, besonders im Rahmen der Neurofibromatosis v. Recklinghausen, bei welcher gleichzeitig auch Neurofibrome vorkommen.
Meist treten sie im mittleren Lebensalter, d. h. zwischen 40 und 50 Jahren auf. Acusticustumoren bevorzugen offenbar Frauen, spinale Tumoren Männer.
Klinisch führen sie zu allmählich progredienten, der Lokalisation entsprechenden Syndromen. Fast immer kommt es zu deutlichen Erhöhungen des Liquoreiweißes. Die Prognose ist bei operativer Behandlung der spinalen Tumoren meistens gut; bei den Acusticustumoren ist die Prognose wegen des Operationsrisikos reserviert zu stellen.
Makroskopisch sind die Neurinome scharf begrenzte, kugelförmige, gelappte oder elliptische Gebilde, meist von einer Kapsel umgeben.

Sie dellen die angrenzenden Teile des Nervensystems ein. Auf Schnitt sind sie faserig, gelegentlich gelappt und zeigen gelbe Partien (Verfettung!) und gelegentlich kleine Cysten. Sie dringen oft in den Meatus acusticus internus, die Incisura trigemini und die Foramina intervertebralia ein, wobei sie diese Strukturen erweitern und selbst Sanduhrform annehmen.

Abb. 68　　　　　　　　　　　Abb. 69

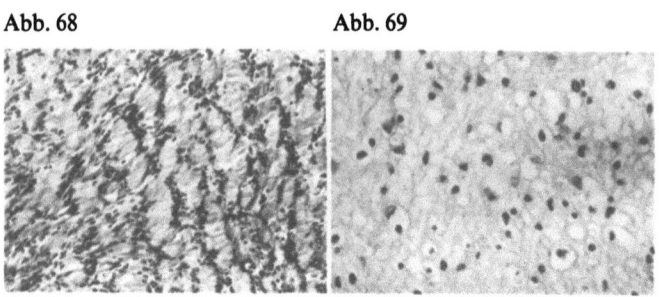

Abb. 68. Zellkerne in Palisadenstellung (Gewebstyp Antoni A)
Abb. 69. Gewebstyp Antoni B. Viele große Zellen mit wasserklarem Cytoplasma und dunklen, runden Kernen

Histologisch (Abb. 68 und 69) bestehen sie aus in verschiedenen Richtungen durcheinandergeflochtenen Faserbündeln, in denen sich elliptische und spindelförmige Kerne oft palisadenartig in eine doppelte Reihe stellen. Zwischen diesen Kernreihen finden sich dann feine kernfreie Fasern (Typ Antoni-A der Schwann-Zell-Tumoren) (Abb. 68). In Reticulinfärbungen (Silberimprägnation) erweisen sich diese Tumoren als mit feinen Reticulinfasern durchsetzt. Dieser Typ findet sich hauptsächlich bei spinalen Neurinomen, kaum je bei Acusticustumoren.
Neben dem beschriebenen Gewebstyp Antoni-A kommt auch der Gewebstyp Antoni-B (Abb. 69) vor: er besteht aus Feldern von wasserklaren Zellen mit teils zentralständigem, teils peripherem, ziemlich dichtem elliptischem Kern. Es soll sich um eine Degenerationsform des Typs Antoni-A handeln.
Gelegentlich sind die Tumoren auch durchsetzt von perineuriumartigen Ringen von Bindegewebe, die bei oberflächlicher Betrachtung mit den Wirbeln von Meningeomen verwechselt werden können.
An sekundären Veränderungen sind Nekrosen, Blutungen mit ihren Abräumstadien, stark erweiterte Gefäße sowie die Bildung von hyperchromatischen großen Zellkernen zu nennen. Ferner kommen ausgedehnte xanthomatöse Umwandlungen vor.

Eine maligne Entartung wird kaum je beobachtet. Hingegen existieren primär maligne Schwann-Zell-Tumoren im Bereich des peripheren Nerven, und zwar ganz besonders im Rahmen der Neurofibromatosis von Recklinghausen.

Elektronenmikroskopisch bestehen die Tumoren aus Schwann-Zellen, was am regelmäßigen Vorkommen von Basalmembranen um diese Zellen zu erkennen ist. Zwischen den einzelnen Zellfortsätzen liegen elektronenoptisch leere Spalten. Wahrscheinlich sind es die gegen diese Spalte gewendeten Basalmembranen, welche sich lichtmikroskopisch als feine reticuläre Fasern darstellen.

2.2. Neurofibrome

Diese Geschwülste kommen ausschließlich am peripheren Nerven von Patienten mit Neurofibromatose v. Recklinghausen vor. Sie unterscheiden sich von den Neurinomen makroskopisch durch ihren rankenartigen Aspekt, der einer Auftreibung des Nerven über längere Strecken entspricht. Mikroskopisch besteht keine Bündelung wie in den Neurinomen. Die ovalen bis spindelförmigen Zellkerne liegen ungeordnet in einem Rankenwerk von kollagenen Fasern. Elektronenmikroskopisch bestehen auch diese Tumoren vorwiegend aus Schwann-Zellen und einzelnen Fibrocyten, enthalten aber einzelne Nervenfasern und reichlich Kollagen.

3. Tumoren der Meningen

Es handelt sich um benigne Meningeome (3.1.) und die malignen Sarkome (3.2.) der Hirnhäute.

3.1. Benigne Meningeome

Ausgangspunkt. Sie entstehen fast immer aus der Deckschicht der Arachnoidea oder den Villi arachnoidei, den Einstülpungen dieser

Deckschicht in die duralen Venen. Vereinzelt entstehen sie wahrscheinlich auch aus duralen und leptomeningealen Fibroblasten. Das häufige Vorkommen an den Villi arachnoidei erklärt die intensive Beziehung zur Dura mater, welche viele dieser Tumoren aufweisen. Wegen ihrer Beziehung zu den duralen Gefäßen werden sie relativ häufig durch die Arteria carotis externa versorgt, was zu charakteristischen angiographischen Bildern führt.

Vorkommen, Lokalisation und Klinik. Meningeome machen etwa 15% aller intrakraniellen und etwa 25% aller spinalen Tumoren aus. Sie sind doppelt so häufig bei Frauen als bei Männern, am häufigsten sind sie im Alter von 45 Jahren. Nicht allzu selten kommen sie in größerer Zahl vor.

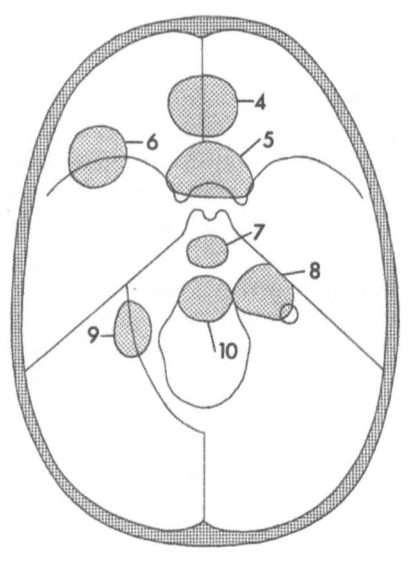

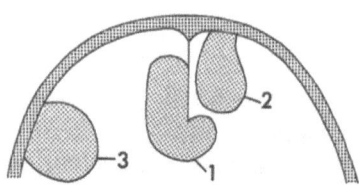

Abb. 70. Übersichtsskizze: Lage der Meningeome. 1 = Falx, 2 = Parasagittal, 3 = Konvexität, 4 = Olfactoriusrinne, 5 = Tuberculum sellae, 6 = Keilbeinflügel, 7 = Clivus sellae, 8 = Kleinhirnbrückenwinkel, 9 = Tentorium cerebelli, 10 = Foramen occipitale

Lokalisation (Abb. 70). Besonders häufig sind sie an der Falx cerebri und an bestimmten Prädilektionsstellen der Schädelbasis: entlang dem Riechlappen, der Opticusscheide, parasellär, am kleinen Keilbeinflügel und am Clivus sellae. Auch am Tentorium cerebelli und an der Kleinhirnbasis (Kleinhirnbrückenwinkel!) kommen sie gelegentlich vor.

Klinik. Sie provozieren im allgemeinen langsam progrediente Symptome entsprechend der lokalen Verdrängung, gelegentlich aber auch akute Episoden mit Hirndruck, Krisen und Status epilepticus.

Makroskopisch handelt es sich um angedeutet gelappte Kugeln von prall-elastischer Konsistenz, deren äußerste Schicht häufig in eine Art Kapsel umgeformt ist oder mit den weichen Hirnhäuten identisch ist. Auf die häufig intensive Beziehung zur Dura mater haben wir bereits hingewiesen. Gegenüber dem Zentralnervensystem wachsen die Meningeome rein verdrängend, komprimierend. Auffallenderweise können sie sowohl die Dura mater als auch Schädelknochen durchwachsen.

Mikroskopisch werden verschiedene Typen (Abb. 71 bis 73) beobachtet: der meningeotheliomatöse (endotheliomatöse, syncytiale), der fibroblastische, der psammomatöse, der angioblastische und Übergangstypen. Für den Pathologen ist es wichtig, diese Typen zu kennen, da-

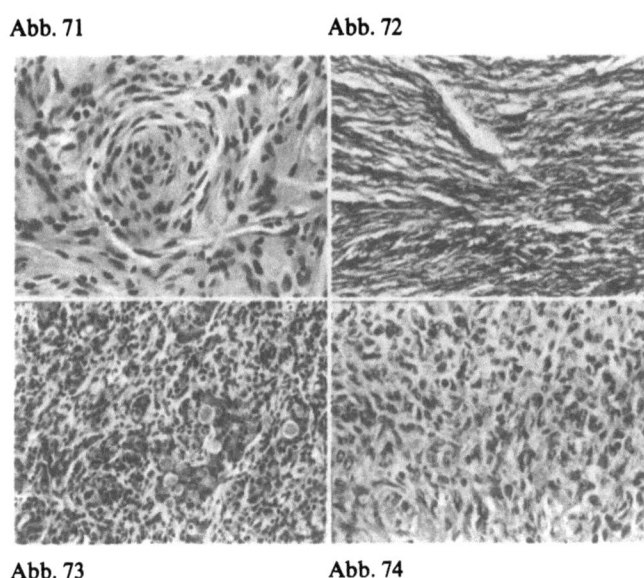

Abb. 71 Abb. 72

Abb. 73 Abb. 74

Abb. 71. Endotheliomatöses Meningeom mit Wirbelbildung
Abb. 72. Fibroblastisches Meningeom
Abb. 73. Psammomatöses Meningeom (Übergangstyp)
Abb. 74. Abschnitt aus einem maligne, sarkomatös entarteten Meningeom

mit er diesen vielgestaltigen Tumor zuverlässig diagnostiziert. In bezug auf die Prognose scheinen sie aber belanglos zu sein, mit Ausnahme vielleicht des angioblastischen, dessen Prognose vergleichsweise schlechter sein soll.

Beim *meningeotheliomatösen* (Abb. 71) wird die Struktur des Usprungsgewebes am genauesten imitiert: Die ziemlich lockeren, kugeligen bis angedeutet elliptischen Kerne scheinen in einer faserigen körnigen oder strukturlosen Matrix zu liegen. Elektronenmikroskopisch besteht diese „Matrix" aus dem Cytoplasma der dicht aneinandergefügten Zellen, deren Cytoplasmamembran im Lichtmikroskop nicht sichtbar ist. Gelegentlich bilden die Längsachsen der Kerne angedeutete Wirbel, Gefäße können kugelförmige Abschnitte begrenzen. Sie sind mäßig gefäßreich, wobei die Gefäße besonders unter der Kapsel dicht beieinander liegen.

Beim *psammomatösen* Typ (Abb. 73) kommt es zur Bildung von hyalinen, van Gieson-roten Kugeln, die häufig Calcium enhalten und konzentrisch geschichtet sein können. Sie entsprechen gleichen Bildungen im Plexus choreoideus, wahrscheinlich gehen sie aus den Wirbeln hervor, zu denen sich die meningealen Zellen dieses Tumortyps anordnen.

der *fibroblastische* Typ (Abb. 72) ist von den beschriebenen dadurch unterschieden, daß er ausschließlich aus langgezogenen, spindeligen Fibroblasten besteht, zwischen denen sich kollagene Fasern strecken, welche gelegentlich Kurven beschreiben. Diese Kurven verdichten sich beim Übergangstyp zu eigentlichen Wirbeln, zwischen denen sich auch endotheliomatöse Abschnitte ausbreiten.

Angioblastische Meningeome bestehen aus einem Schwammwerk von Capillaren, zwischen denen wasserklare und fibroblastische Zellen liegen. Wenn diese Capillaren blutleer sind, entsteht der Eindruck eines äußerst zellreichen Tumorgewebes.

Elektronenmikroskopisch bestehen die Meningeome aus puzzleartig ineinander verzahnten Zellen, die untereinander durch Desmosomen verbunden sind und massenhaft intracelluläre Fibrillen enthalten. Gelegentlich kommt es zu xanthomatösen und myxomatösen Veränderungen, selten auch zu intratumoralen Blutungen und entsprechenden Abräumphänomenen. Gelegentlich werden Knorpel, Knochen oder Fettgewebe im Innern eines Meningeoms beobachtet. Eine auffallende Veränderung sind auch Abschnitte mit grotesk verformten Zellen und riesigen Kernen, die im allgemeinen *nicht* ein Zeichen der malignen Entartung sind.

Maligne entartete Meningeome kommen aber vor (Abb. 74).

3.2. Sarkome der Meningen

(Unter Ausschluß der Sarkome der Nachbarschaft und derjenigen des lymphoreticulären Systems).

Vorkommen, Ausgangspunkt, Alter. Solche Tumoren sind selten. Man schätzt etwas über 1% aller intrakraniellen Tumoren. Am häufigsten

sind Kinder oder junge Erwachsene befallen. Der Ausgangspunkt können alle Blätter der Meningen sein sowie das perivasculäre Bindegewebe in der Tiefe des Gehirns. Die meisten Sarkome liegen im Gehirn; seltener sind sie im Rückenmark zu finden.
Makroskopisch wachsen sie teils lokalisiert, uniloculär, teils diffus infiltrierend, von den Meningen ausgehend gegen das Zentralnervensystem, gelegentlich auch gegen die Wurzeln.
Mikroskopisch (Abb. 74) kann es sich um Fibrosarkome, Spindelzellsarkome und polymorphzellige Sarkome handeln. Sie induzieren meist eine starke gliale Reaktion. Ganz selten kommt es dabei sogar zu einem selbständigen tumorösen Wachstum der Glia in Gestalt eines Glioblastoma multiforme. Metastasen in andere Organe, z. B. die Lungen, kommen gelegentlich vor.

3.3. Reticulumzellsarkome (Mikrogliome)

Es handelt sich hier um Tumoren des lymphoreticulären Systems im Gehirn, zu dem auch die Mikroglia gezählt wird. Sie kommen sowohl im Rahmen generalisierter Lymphosarkomatosen wie auch isoliert im Zentralnervensystem vor. Im allgemeinen ist ein multiloculärer Befall des Nervensystems kombiniert mit einer allgemeinen Lymphosarkomatose, während ausschließlich im Zentralnervensystem lokalisierte Sarkome auch hier zu einem rein lokalen Befall führen.
Mikroskopisch handelt es sich um perivasculäre Infiltrate durch lymphoreticuläre Tumorzellen, die weit auf das Parenchym übergreifen. Gelegentlich liegt zwischen den Zellen ein Netz von reticulären Fasern. In einzelnen Fällen erwerben diejenigen Zellen, die sich in das nervöse Parenchym ausschwärmen, die färberischen Eigenschaften von Mikrogliazellen , d.h. die Imprägnierbarkeit durch Silbercarbonat.
Sehr häufig sind auch die Meningen, die Hirnnerven, Wurzeln und Spinalnerven befallen. Dementsprechend kommt es zu unsystematischen peripher neurologischen Ausfällen. Unter Umständen können die Tumoren wegen des Befalls der Leptomeningen oder der Ventrikeloberfläche aus dem Sediment des Liquors cerebrospinalis diagnostiziert werden.
Zur Pathogenese. Eine signifikante Häufung von primären Reticulumzellsarkomen des Gehirns wird bei Rezipienten von Nierentransplantaten, die unter starker Immunsuppression stehen, beobachtet. Gelegentlich, wenn auch lange nicht so häufig, werden sie auch bei Patienten gefunden, die aus anderen Gründen eine immunsuppressive Therapie erhalten haben.

4. Aus den Blutgefäßen hervorgehende Tumoren

4.1. Capilläres Hämangioblastom (Abb. 75)

(Synonyme: Hämangioblastom, capilläres Hämangioendotheliom, Hämangioendotheliom, Angioreticulom, Lindau-Tumor).

Vorkommen, Klinik. Im ganzen bilden diese Tumoren nur etwa 1% aller intrakraniellen Tumoren; bei jungen Erwachsenen machen sie immerhin über 7% der Geschwülste der hinteren Schädelgrube aus. Sie sind Häufig mit ähnlichen Geschwülsten der Netzhaut vergesellschaftet (Hippel-Lindau-Syndrom). Gelegentlich kommen sie auch gleichzeitig mit Cysten der Nieren und des Pankreas sowie Phäochromocytomen und Syringomyelien vor. Multiple capilläre Hämangioblastome sind keine Seltenheit. Diese Patienten leiden häufig gleichzeitig an einer Erythrocytämie. Das durchschnittliche Erkrankungsaster ist 33 Jahre. Die Symptome, meist cerebelläre, gehen der Diagnose meist um etwa ein Jahr voraus. Gelegentlich wird über familiäres Vorkommen berichtet.

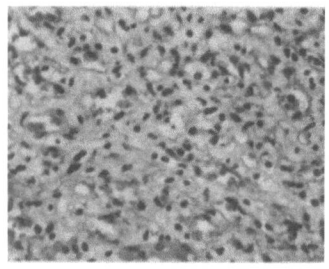

Abb. 75. Hämangioblastom (Lindau-Tumor). Charakteristisch ist das Schwammwerk von Capillaren zwischen denen breitere Zellen mit feinkörnigem Cytoplasma liegen

Makroskopischer Aspekt, Lage. Die große Mehrzahl liegt im Kleinhirn, und zwar häufiger im Wurm als in den Hemisphären. Daneben kommen sie im Rückenmark und im Hirnstamm vor. Sie sind oft in Verbindung mit der Pia, selten auch mit der Dura. Im Cerebellum liegen sie oft in der Wand einer größeren Cyste und bilden dort ein etwa kirschgroßes, scharfbegrenztes, weiches, rotes Knötchen. Im Rückenmark grenzen sie gelegentlich an eine Syrinx, sind im übrigen scharf

begrenzt und deshalb verhältnismäßig leicht zu entfernen, obwohl eine Kapsel fehlt.
Histologie. Sie bestehen aus einem Maschenwerk von dünnwandigen Capillaren, zwischen denen polygonale und kugelige Zellen mit wasserklarem oder feinkörnigem Cytoplasma sich ausdehnen. Diese enthalten gelegentlich Neutralfette.
Prognose, Therapie. Wenn diese Tumoren operativ radikal entfernt werden können, ist die Prognose gut. Sonst treten Rezidive auf. Neben der Operation kommt auch die Strahlentherapie in Frage, da diese Tumoren ziemlich strahlensensibel sind.

4.2. Arteriovenöse Mißbildungen (Arteriovenöse Aneurysmen, arteriovenöse Angiome, hirsoide Angiome)

Vorkommen, Klinik. Sie bilden um 2% aller intrakraniellen Tumoren und sind zweimal häufiger bei männlichen Individuen als bei weiblichen. Klinische Zeichen treten meist bei jungen Erwachsenen auf. Neben den Zeichen der lokalen Gewebszerstörung kommen auch focale Epilepsien und migräneartige Kopfschmerzen häufig vor.
Lokalisation, makroskopischer Aspekt. Am häufigsten liegen sie im Bereich der Arteria cerebri media, aber auch an der Arteria cerebri posterior und im Zusammenhang mit der Vena Galeni. Gelegentlich sind sie auch durch Äste mehrerer Arterien gespeist. Ferner kommen sie auch im Kleinhirn vor. Gelegentlich liegen sie im Plexus choreoideus, wo sie zu plötzlichen, tödlichen intraventriculären Blutungen führen können.
Makroskopisch zeigen sich massiv vergrößerte, unregelmäßig geschlängelte Gefäße, von denen nicht ohne weiteres entschieden werden kann, ob es sich um Arterien oder Venen handelt.
Histologisch bestehen sie aus abnorm aufgebauten Gefäßen, die sich in der van-Gieson-Elastin-Färbung teils als Arterien, teils als Venen entpuppen. Zwischen ihnen liegt Hirngewebe mit verschieden ausgeprägter reaktiver Gliose.
Prognose. Diese Gebilde können durch eine Subarachnoidalblutung rasch zum Tode führen. Möglicherweise gehen einzelne cerebrale Massenblutungen jüngerer Individuen, bei denen keine Blutungsquelle mehr gefunden werden kann, auf solche Mißbildungen und Mikroangiome zurück. Gelegentlich führen die Veränderungen am Hirnparenchym zu Lähmungen und Invalidität.

5. Aus Mißbildungen hervorgehende Tumoren

Es handelt sich um folgende Tumoren:
Kraniopharyngeom (5.1.),
Kolloidcysten (5.2.),
Epidermoide und Dermoide (5.3.),
Teratome (5.4.).

5.1. Kraniopharyngeom

Vorkommen, Klinik, Allgemeines. Kraniopharyngeome stellen etwa 3% aller intrakraniellen Tumoren dar. Sie sind die häufigsten supratentoriellen Tumoren im Kindesalter. Obwohl es sich um Mißbildungsgeschwülste handeln soll, die aus Resten der Rathkeschen Tasche hervorgehen, sind häufig Erwachsene befallen. Es wird deshalb von einzelnen Autoren erwogen, ob Kraniopharyngeome durch Metaplasie aus Teilen der Adenohypophyse im Tuber cinereum hervorgehen können. Neben endokrinen Ausfällen sind Störungen des Gesichtsfeldes das häufigste klinische Symptom.
Lage, makroskopischer Befund. Der größte Teil aller Kraniopharyngeome liegt *oberhalb* des Tentorium sellae und sendet gelegentlich einen Fortsatz in die Sella hinein. Es handelt sich um teils feste, teils cystische Gebilde, welche den 3. Ventrikel und seine Umgebung verdrängen, gelegentlich aber auch infiltrativ in sie hineinwachsen. Ihre Größe variiert von Erbsgröße bis zu Faustgröße. Sie sind gelegentlich von der Umgebung leicht abzulösen. manchmal aber durch lange, fingerförmige Fortsätze mit ihr verwachsen. Sie können sich bis in die Stammganglien und in den Hirnstamm ausdehnen. Die Cysten sind meist mit einer öligen Flüssigkeit gefüllt. Die soliden Anteile sind blaß und körnig. Sie enthalten gelegentlich Kalkkörner und Hornperlen.
Mikroskopisch (Abb. 76) bestehen die Kraniopharyngeome aus einem mehrschichtigen, meist nicht verhornenden Plattenepithel mit deutlich erkennbarer Basalschicht, die auf einer Schicht kollagenen, faserhaltigen Bindegewebes aufliegt. Zwischen den Tumorsträngen findet sich oft gliazellhaltiges und gliafaserhaltiges zentralvenöses Gewebe. In einzelnen Tumoren scheint dieses Epithel zu verhornen, so daß sich kugelige Ansammlungen von Keratin bilden.

Prognose. Kraniopharyngeome sind histologisch benigne Tumoren, die nicht metastasieren. Sie haben jedoch häufig dünne, lange Fortsätze, die dicht mit dem umgebenden Hirngewebe verwachsen. Die operative Entfernung des Tumors ist wegen dieser intensiven Verwachsung sehr schwierig. Eine operative Therapie, kombiniert mit Bestrahlungen und – je nach Lage – mit ventriculo-atrialen Drainagen, kann aber Beschwerdefreiheit über Jahre erzielen.

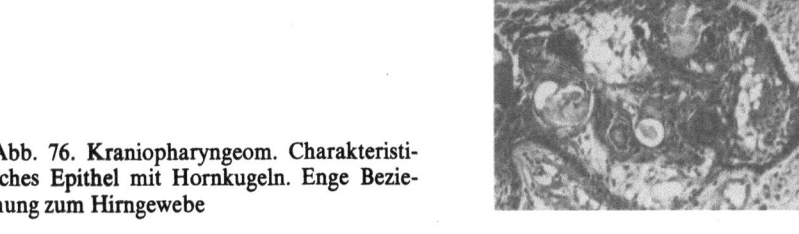

Abb. 76. Kraniopharyngeom. Charakteristisches Epithel mit Hornkugeln. Enge Beziehung zum Hirngewebe

5.2. Kolloidcysten (Synonyme: Paraphysencyste, neuroepitheliale Cysten)

Allgemeines, Lage, makroskopisch (Abb. 77). Es handelt sich um kugelförmige Gebilde, die von der Größe einer Erbse bis zu mehreren Zentimetern Durchmesser variieren können. Sie liegen regelmäßig im 3. Ventrikel und haben einen mehr oder weniger breiten Stiel, der sie mit der Fissura choroidea des Daches des Diencephalons verbindet. Kleinere Exemplare werden zufällig bei der Autopsie gefunden, größere führen zu intermittierenden Hirndruckkrisen durch Verschluß der Foramina Monroi. Diese Krisen werden gelegentlich als Migräne verkannt. Es kommt durch sie zum Hydrocephalus und – selten – zu entsprechenden psychoorganischen Störungen. Durch Kompression des Tractus und des Chiasma opticum können auch Gesichtsfeldstörungen auftreten. Sie bringen unter Umständen den Kliniker auf die richtige Spur.
Makroskopisch sind diese Gebilde von einer gelatine-ähnlichen, zähflüssigen Substanz gefüllt.
Mikroskopisch. Der Inhalt der Cyste (eigentlich einer festen Kugel) ist homogen-strukturlos. Die Oberfläche ist von einem prismatischen Epithel überzogen, dessen fibrilläres Stroma außen aufliegt.

Prognose. Da es sich nicht um einen echten Tumor, sondern um eine Fehlbildung handelt, folgt der Exstirpation eine völlige Heilung. Dies zeigt, wie verantwortungsvoll die Diagnostik von anfallsweisem Kopfschmerz ist.

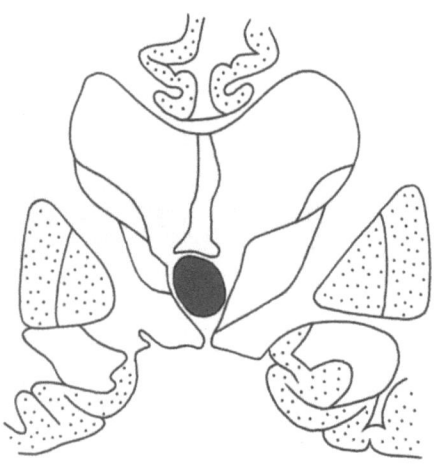

Abb. 77. Kolloidcyste

5.3. Epidermoide und Dermoide

Wegen ihrer Seltenheit wird nicht weiter darauf eingegangen.

5.4. Teratome

Auch sie sind selten. Sie entwickeln sich hauptsächlich in der Gegend der Glandula pinealis und anderen Strukturen in der Mittellinie. Es werden adulte (benigne) und embryonale (maligne) Typen unterschieden.

6. Tumoren der Hypophyse

6.1. Adenome des Hypophysenvorderlappens

Allgemeines. Unser Wissen über die verschiedenen Zelltypen der Hypophyse hat sich dank der Elektronenmikroskopie und der Histochemie stark erweitert. Es ist damit zu rechnen, daß sich dieses Wissen auch in der Klassifikation der Hypophysentumoren niederschlägt. Einstweilen werden aber nach wie vor chromophobe, acidophile und basophile Hypophysenadenome unterschieden, von denen das erste hormonell inaktiv, die beiden andern hormonell aktiv sind.
Es soll hier lediglich das chromophobe Hypophysenadenom genauer beschrieben werden. Die beiden andern Typen verhalten sich in bezug auf ihre Raumverdrängung gleich, wenn auch weniger expansiv. Sie sind aber hormonell aktiv, indem die acidophilen häufig zu Riesenwuchs und Akromegalie, die basophilen zum Cushing-Syndrom führen.

6.1.1. Chromophobe Hypophysenadenome

Vorkommen, Klinik. Sie kommen hauptsächlich im Alter zwischen 30 und 50 Jahren vor, etwas häufiger bei Männern als bei Frauen. Sie bilden etwa 10% aller intrakraniellen Tumoren. Bei Individuen im geschlechtsreifen Alter führen sie zu hormonellen Störungen, besonders Sterilität, Amenorrhoe und Impotenz. Solche Symptome fehlen aber häufig, besonders bei etwas älteren Patienten. Durch Einwachsen in die benachbarten Strukturen des Gehirns führen sie zu neurologischen Zeichen, insbesondere zu Gesichtsfeldstörungen (Tractus und Chiasma opticum).
Lokalisation, makroskopischer Aspekt. Sie wachsen einerseits verdrängend, können aber andererseits – ähnlich den Meningeomen – Knochen und Dura, gelegentlich auch Hirngewebe zerstören. Sie führen zu einer wesentlichen Erweiterung der Sella und brechen unter Umständen in die benachbarten Nebenhöhlen und in den Nasenrachenraum ein. Sie können auch durch das Diaphragma sellae in den 3. Vetrikel, das Diencephalon, den Frontallappen, Temporallappen und oberen Hirnstamm eindringen.
Die Schnittfläche des Tumorgewebes ist grau und kann je nach Vascularisationsgrad verschieden intensiv rötlich verfärbt sein. Gelegent-

lich findet man größere intratumorale Blutungen, die sich klinisch in rasch progredienten Hirndrucksyndromen mit Bewußtlosigkeit und Erblindung nach Kollaps äußern (sog. Hypophysenapoplexie).
Mikroskopisch imitieren sie den Aufbau der normalen Adenohypophyse, bestehen aber fast ausschließlich aus chromophoben Zellen. Man unterscheidet sinosoidale und diffus wachsende Typen. Diffus wachsende gleichen unter Umständen sehr stark Oligodendrogliomen, was zur Fehldiagnose führen kann. Einzelne, wenig aktiv wachsende, können fast vollständig durch Calcosphäriten ersetzt sein.
Maligne Entartung. Obwohl die Hypophysenadenome häufig invasiv gegenüber ihrer Umgebung wachsen, ist eine eigentliche maligne Entartung mit Einbruch in die Gefäße und Metastasierung ausgesprochen selten. Einzelne Fälle von Adenocarcinomen mit Lebermetastasen und Aussaat in die Liquorwege sind aber beschrieben.
Prognose. Nur bei rechtzeitiger Operation und vollständiger Entfernung ist diese gut. Unter Umständen wird eine Substitutionstherapie notwendig.

6.2. Tumoren des Hypophysenhinterlappens

Es werden hier sogenannte Infundibulome oder Pituicytome beobachtet. Diese sind eine spezielle Variante der Astrocytome. Ferner kommen sogenannte Granularzellmyoblastome vor (Abrikossow, s. Kap. X). Sie gehen wahrscheinlich ebenfalls von Pituicyten aus.

7. Metastasen von extracerebralen Geschwülsten

Häufigkeit. Metastasen bilden 20 – 30% aller intrakraniellen Geschwülste.
Ursprung. Weitaus am häufigsten sind Metastasen von Bronchuscarcinomen, besonders von kleinzelligen. Zudem metastasieren Mammacarcinome, hypernephroide Nierencarcinome und maligne Melanome

recht häufig ins Gehirn. Aber auch maligne Geschwülste anderen Ursprunges führen gelegentlich zu cerebralen Metastasen.
Zeitliche Verhältnisse. Gewöhnlich treten Metastasen nach der Entdeckung des Primärtumors auf. Bei Bronchuscarcinomen ist es aber nichts Ungewöhnliches, daß die Hirnmanifestation das erste Krankheitszeichen überhaupt darstellt. Umgekehrt sind bei Nierencarcinomen Verläufe beschrieben, in denen sich cerebrale Zeichen erst Jahre bis Jahrzehnte nach Entfernung des Primärtumors äußerten.

Lokalisation und Wuchsformen der Metastasen

Knotige Metastasen ins Parenchym. Sie sind am besten bekannt. Sie liegen meist im Großhirn oder im Kleinhirn, wo sie zu der der Lokalisation entsprechenden Symptomatik führen. In 30% solcher Fälle sind diese Metastasen im Hirn solitär, so daß sich unter Umständen eine palliative Entfernung segensreich auswirkt.
Extradurale Metastasen. Sie können im Skelett des Schädels und der Wirbelsäule liegen, oder auch im spinalen Epiduralraum. Hier führen sie zu Paraplegien. Im Bereiche des Rückenmarks liegen über 90% aller Metastasen extradural, auch diejenigen maligner lymphatischer Tumoren und des Lymphogranuloma Hodgkin. Die Dura erweist sich dabei als absolute Barriere und wird vom Tumorgewebe nicht durchbrochen.
Metastasen in die Leptomeningen sind verhältnismäßig häufig. Sind sie grobknotig, so entsprechen sie in ihren Auswirkungen den oben erwähnten. Eine besondere Wuchsform ist aber die feine Aussaat, die sogenannte Meningosis carcinomatosa (resp. sarcomatosa). Sie führt klinisch zu meningealen Reizzuständen, zu Ausfällen einzelner Hirnnerven und -wurzeln. Sie kann aus der Liquorcytologie diagnostiziert werden. Unter Umständen bedeckt ein großer, grauer meningealer Überzug das ganze Zentralnervensystem. Seltener sind die Ableger nur mikroskopisch durch Untersuchung mehrerer Abschnitte von Meningen, Hirnnerven und -wurzeln zu erkennen.
Mikroskopisch entspricht das Bild meist ungefähr dem Ausgangstumor. Kleinzellige Bronchuscarcinome können rosettenähnliche und palisadenähnliche Anordnungen erhalten. Fehldiagnosen von Medulloblastomen, Ependymomen und gelegentlich auch Glioblastomen sind deshalb möglich.

8. Anhang 1. Auswirkungen von Röntgenstrahlen auf das Zentralnervensystem

8.1. Strahlenveränderungen am primär gesunden Hirngewebe

Man unterscheidet die akute und die verzögerte Strahlennekrose.

8.1.1. Akute Strahlennekrose

Sie stellt sich bei extrem hoher Dosierung ein (5000 rad/10 cm² bei einer Strahlungsintensität von 100 rad/min). Sämtliche Gewebsbestandteile werden zerstört und sofort abtransportiert. Sie kommt beim Menschen kaum je vor, hat aber in der experimentellen Pathologie eine gewisse Bedeutung, weil sie sich leicht reproduzieren läßt. Sie tritt innerhalb weniger Tage auf.

8.1.2. Verzögerte Strahlennekrose

Sie ist klinisch bedeutend häufiger, ist aber dank verbesserter Bestrahlungstechnik im Abnehmen begriffen. Früher kamen gelegentlich Fälle zur Beobachtung, wenn Prozesse im Bereiche des Skalps intensiv bestrahlt wurden und so das darunterliegende Gehirn eine höhere Strahlendosis erhielt. Am häufigsten sieht man jetzt noch verzögerte Strahlennekrosen im oberen und mittleren Cervicalmark nach Bestrahlung von Tumoren des Pharynx und des Halses. Die Latenz zwischen der Bestrahlung und ihrer klinischen Auswirkung beträgt Monate bis Jahre.
Pathologisch-anatomisch sind besonders die Elemente der weißen Substanz zerstört, während Ganglienzellen gelegentlich inmitten des Herdes erhalten sind. Gelegentlich sind sie von Plasmaseen umgeben. Die Gefäßwände im Bereiche der Strahlennekrose sind oft stark verdickt. Sie zeigen eine Hyalinose mit Amyloideinlagerungen. Die Pathogenese dieser Veränderungen ist unklar. Einerseits führen die Gefäßveränderungen zu einer Minderernährung, andererseits scheinen die glialen Elemente der weißen Substanz selektiv geschädigt zu werden. Nach Zeman sollen sie sich dort zuerst vermehren, erst später absterben.

8.2. Strahlenveränderungen an Hirntumoren

Von diesen spricht das Medulloblastom am besten auf Bestrahlung an. An Stellen, in denen bioptisch ein Medulloblastom vorhanden war, mag Tumorgewebe in späteren Phasen ganz fehlen. In Glioblastomen und Astrocytomen werden nach Bestrahlung häufig Gefäße mit stark verdickter, hyalinisierter Wand beobachtet, wobei in der Wand häufig Amyloid eingelagert ist.

8.3. Strahlenveränderungen am unreifen Gehirn

Infolge von Bestrahlung von jungen Tieren kann deren Größenwachstum sowie dasjenige ihres Gehirnes stark zurückbleiben. In frühen Entwicklungsstadien bewirkt die Bestrahlung schwere systematisierte Mißbildungen, deren Ausprägung vom Zeitpunkt der Strahlenapplikation abhängt.

9. Anhang 2. Paraneoplastische Syndrome

Patienten mit malignen Tumoren zeigen gelegentlich neurologische Syndrome, weche weder auf direkte Tumoreinwirkung noch auf Metastasen oder leicht faßbare Stoffwechselwirkungen zurückzuführen sind. Man nennt sie „paraneoplastische Syndrome". Ihr Vorkommen scheint statistisch einigermaßen gesichert zu sein, ihre Pathogenese ist noch unklar.
Einzig bei der progressiven multifocalen Leukoencephalopathie, welche nachgewiesenermaßen die Folge einer Papova-Virusinfektion ist und hauptsächlich bei Tumoren des lymphatischen Systems vorkommt, ist die Ätiologie einigermaßen abgeklärt.
Zur Erklärung der übrigen Syndrome werden immunologische, endokrinologische und infektiöse Theorien herangezogen, die jedoch alle nicht wissenschaftlich belegt sind.

Folgende paraneoplastische Syndrome werden beschrieben:
- 9.1. Progressive multifocale Leukoencephalopathie.
- 9.2. Subakute corticale Kleinhirnatrophie.
- 9.3. Encephalitiden des Limbischen Systems.
- 9.4. Encephalitiden des Hirnstamms.
- 9.5. Paraneoplastische Polyneuropathien.
- 9.6. Myelopathien (z.T. als amyotrophische Lateralsklerose verlaufend).
- 9.7. Myopathien (myastheniforme Syndrome, Polymyositis).

9.1. Progressive multifocale Leukoencephalopathie

Sie kommt hauptsächlich im Zusammenhang mit jahrelang dauernden Krankheiten des lymphatischen Systems vor, ganz besonders der Hodgkinschen Krankheit, ferner gelegentlich bei chronischen Tuberkulosen. Der klinische Verlauf besteht gewöhnlich in sich über Monate hinziehenden Paresen, psychischen Störungen und Ataxien.
Pathologisch-anatomisch bestehen kleine, mehr oder weniger scharf begrenzte Entmarkungsherde, hauptsächlich im Großhirn unmittelbar subcortical. Diese liegen gelegentlich so nahe beieinander, daß die weiße Substanz auf der Schnittfläche leicht aufgerauht wirkt. Sie sind weich, so daß man differentialdiagnostisch gelegentlich multiple Embolien in Betracht ziehen muß. Mikroskopisch läßt sich außer dem Verlust an Markscheiden auch nachweisen, daß zahlreiche Oligodendrogliazellen Einschlüsse enthalten. Elektronenmikroskopisch konnte nachgewiesen werden, daß sich in diesen Einschlüssen Viren aus der PAPOVA-Gruppe finden. Außerdem findet man Astrocyten-Zellkerne ohne sichere Einschlüsse, welche grotesk verformt und ins Riesenhafte vergrößert sind.

9.2. Subakute corticale Kleinhirnatrophie

Sie entwickelt sich meist innerhalb von Wochen bis Monaten. Ihr Hauptsymptom ist eine schwere Ataxie. Hauptsächlich die Purkinje-Zellschicht wird dabei atrophisch. Häufig ist auch der Nucleus dentatus mitbefallen. Kombinationen mit Polyneuropathien sind häufig. Im Liquor läßt sich nicht selten ein hoher Eiweißgehalt nachweisen.

Wie alle paraneoplastischen Sbndrome, mit Ausnahme der multifocalen Leukoencephalopathie, kommt diese Veränderung hauptsächlich bei Bronchuscarcinomen und Ovarialcarcinomen vor, seltener bei anderen und anders lokalisierten Malignomen.

9.3. und 9.4.

sind extrem selten und sollen hier nicht weiter abgehandelt werden. Sie sind histologisch durch perivasculäre Infiltrate und Mikrogliaknötchen gekennzeichnet.

9.5. Paraneoplastische Polyneuropathien

Sie manifestieren sich gelegentlich schon vor dem Primärtumor mit Paresen und schmerzhaften Sensibilitätsstörungen sowie Ataxien. In einzelnen Fällen erfolgt eine Heilung im Anschluß an eine operative Entfernung des Tumors, bei anderen besteht die Polyneuropathie auch nach erfolgter operativer Entfernung weiterhin. Pathologisch-anatomisch läßt sich ein Ganglienzelluntergang in den Spinalganglien und eine Degeneration der Hinterstränge, welche an Tabes dorsalis erinnert, feststellen. Entzündliche Zeichen fehlen, mit Ausnahme einer Vermehrung des Eiweißes im Liquor.
Die übrigen in der Liste aufgeführten paraneoplastischen Syndrome (9.6., 9.7.) verhalten sich wie Myopathien, amyotrophische Lateralsklerose und Encephalitiden im allgemeinen, so daß in diesem Abschnitt nicht gesondert darauf eingegangen wird.

Kapitel IX

Neuropathologie des peripheren Nervensystems

1. Allgemeiner Teil

1.1. Zur normalen Anatomie des peripheren Nerven

Folgendes sei hier kurz rekapituliert: Jeder periphere Nerv ist gebündelt, wobei die einzelnen Bündel von einem bindegewebigen, durch Endothel ausgekleideten Schlauch umgeben sind: dem Perineurium. Das Endothel des Perineuriums bildet eine Stoffwechselschranke, so daß es möglich wird, im Nervenbündel ein anderes Milieu aufrechtzuerhalten als in seiner Umgebung.

Das Endoneurium besteht ausschließlich aus kollagenen Fasern und einzelnen Fibrocyten (Abb. 78).

Die *Axone* sind alle vom Cytoplasma von Schwann-Zellen eingehüllt, und zwar jeweils mehrere Axone durch eine Schwann-Zelle im Falle von unbemarkten Nervenfasern und ein Axon pro Schwann-Zelle im Falle bemarkter Fasern (Abb. 79).

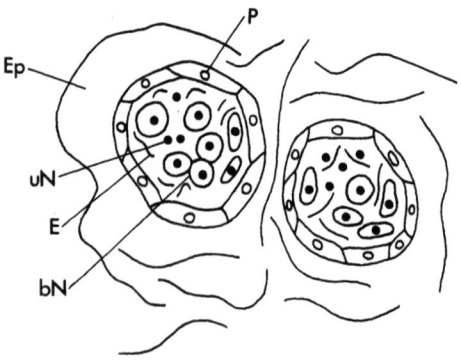

Abb. 78. Querschnitt durch einen peripheren Nerven, lichtmikroskopisches Bild. Ep = Epineurium, P = Perineurium, E = Endoneurium, bN = Bemarkte Nervenfasern, uN = unbemarkte Nervenfasern

Die Markscheide bemarkter Fasern besteht aus dicht aufeinanderliegenden, spiralförmig aufgerollten Schichten der Cytoplasmamembran der Markscheide. Die Stelle der Einstülpung der Schwann-Zell-Cytoplasmamembran nennt man außerhalb der Markscheide *äußeres,* innerhalb derselben *inneres Mesaxon* (Abb. 79 A).

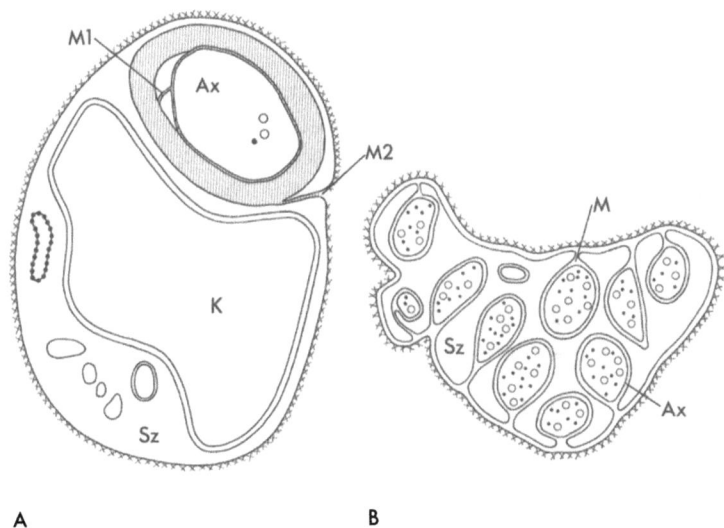

Abb. 79. Elektronenmikroskopisches Bild von bemarkten (A) und unbemarkten Nervenfasern (B).
Ax = Axone, Sz = Schwann-Zelle mit Basalmembran, M = Mesaxon (in unbemarkten Nerven nur einzelne bezeichnet), M2 = äußeres, M1 = inneres Mesaxon, K = Zellkern der Schwann-Zelle

1.2. Die Wallersche Degeneration im peripheren Nerven (siehe auch einleitendes Kapitel, Abb. 80)

Im peripheren Nervensystem läßt sich nach einer Durchtrennung des Nerven die Veränderung im distalen Teil besonders schön verfolgen. Sie geht nicht nur im Axon, sondern auch in den Markscheiden und den Schwann-Zellen gesetzmäßig vor sich: im Laufe der ersten Stunden und Tage nach der Durchtrennung wird die Kontur des Achsencylinders unregelmäßig, indem sich Vorwölbungen und unregelmäßige Verschmälerungen zeigen. Im Inneren des Axons proliferiert das glatte endoplasmatische Reticulum.Es soll auch zu einer Proliferation der Mitochondrien kommen. Gleichzeitig wird das Myelin von den Ranvierschen Schnürringen durch breite Cytoplasmazungen der Schwann-Zellen zurückgedrängt. Der Kern dieser Zellen dellt häufig gleichzeitig die Lamellenmallen der Markscheiden ein. Nach etwa 3–4 Tagen werden die Achsencylinder an der Stelle der früheren Ranvierschen Schnürringe durch die Schwann-Zellen fragmentiert, so daß diese Schwann-Zellen und oft auch der Myelinmantel ein Achsencylindersegment vollkommen umschließen (sogenannte *Verdauungskammern* von Cajal). Diese Schwann-Zellen teilen sich nun, wobei Markscheide und Achsencylinderfragmente noch weiter zerkleinert werden. Diese neu entstandenen, aus Schwann-Zellen hervorgegangenen Zellen liegen dicht beieinander und bilden das *Hanken-Büngnersche Band.* Die ursprünglichen Markscheiden werden in den Verdauungskammern zu Neutralfetten abgebaut. Als solche werden sie binnen etwa 3 Wochen mit Hilfe von Sudanfärbungen darstellbar. Im Laufe von Wochen und Monaten verschwinden die Neutralfette allmählich. Nur vorübergehend sind neutralfetthaltige Makrophagen perivasculär zu beobachten.

1.3. Regeneration nach Wallerscher Degeneration (Abb. 80, unten)

Sofern der proximale Anteil des Nerven an den distalen gut adaptiert ist, kann es zu einer Regeneration kommen – im Gegensatz zum

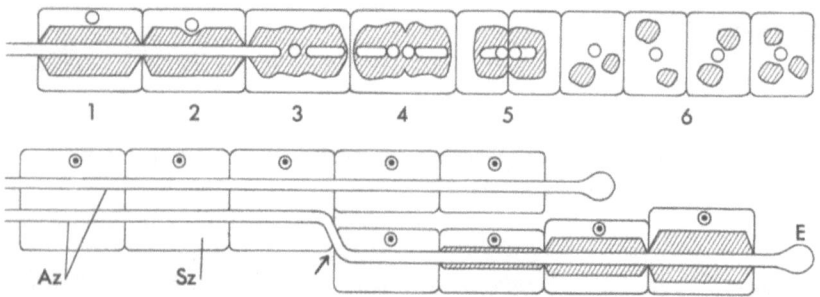

Abb. 80. Oben: Verlauf der Wallerschen Degeneration in einer bemarkten Nervenfaser (von links nach rechts) 1) Normales Segment einer peripheren Nervenfaser, 2) Unregelmäßigkeiten der Markscheide; Kern dellt diese ein, 3) Kern in Mitte gewandert, Achsencylinder unterbrochen (Verdauungskammer nach Cajal), 4) Kern in Teilung, 5) Ganze Zelle geteilt. Es entsteht das Hanken-Büngnersche Band.
Unten: Regeneration: Links, Einsprossen mehrerer Achsencylinder in ein einzelnes Hanken-Büngnersches Band. Bei ↑ Verselbständigung der einzelnen Fasern (hypothetisch). In einzelnen Fasern (unten) erneute Myelination, E = Endkolben

Sachverhalt im Zentralnervensystem. Die Axone sprossen in die Hanken-Büngnerschen Bänder ein, und zwar oft mehrere solche Axone in ein einzelnes Hanken-Büngnersches Band. Sie werden später wieder bemarkt, wobei etwas dünnere Markscheiden angelegt werden als dies in den ursprünglichen, unverletzten Nerven der Fall war.

1.4. Gombaultscher Typ der Nervenerkrankung (Synonym: Segmentale Demyelination, „nevrite segmentaire periaxiale", Gombault 1880) (Abb. 81)

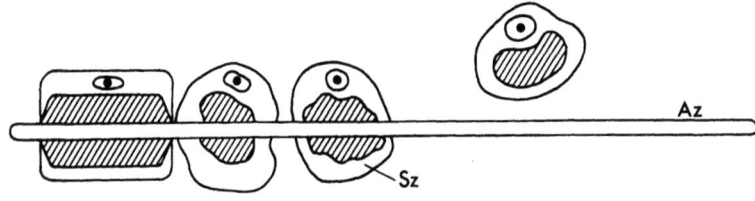

Abb. 81. Segmentale Entmarkung (Gombaultscher Typ der Nervenerkrankung). Einzelne Markscheidensegmente degenerieren, ohne daß der Achsencylinder in Mitleidenschaft gezogen wird. Das Markscheidenmaterial wird zu Neutralfett abgebaut und abtransportiert, Az = Achsencylinder, Sz = Schwann-Zelle

So bezeichnet man Nervenschädigungen, bei denen ausschließlich Markscheiden zugrunde gehen. In reiner und ausschließlicher Form kommt sie kaum je vor, am meisten noch infolge der Einwirkung von Diphterietoxin oder im Rahmen der metachromatischen Leukodystrophie. Auch dieser Prozeß beginnt beim Ranvierschen Schnürring und ergreift von hier aus allmählich das ganze Internodium. Ähnlich den Verhältnissen bei der Wallerschen Degeneration werden die Markscheiden zu Neutralfetten abgebaut. Ob dieser Abbau von den Schwann-Zellen selbst vorgenommen wird, wie in Abb. 81 angenommen, ist nicht erwiesen.

1.5. Segmentale Entmarkung durch aktive Attacke mesenchymaler Zellen auf die Markscheiden (Abb. 82)

Diese Form kann bei der experimentellen allergischen Neuritis nachgewiesen werden, welche der menschlichen Polyradiculitis, dem Guillain-Barré-Syndrom nahesteht. Bei solchen Neuritiden beobachtet man, wie mesenchymale hämatogene Zellen die Markscheiden vom Ranvierschen Schnürring und vom äußeren Mesaxon abschälen.

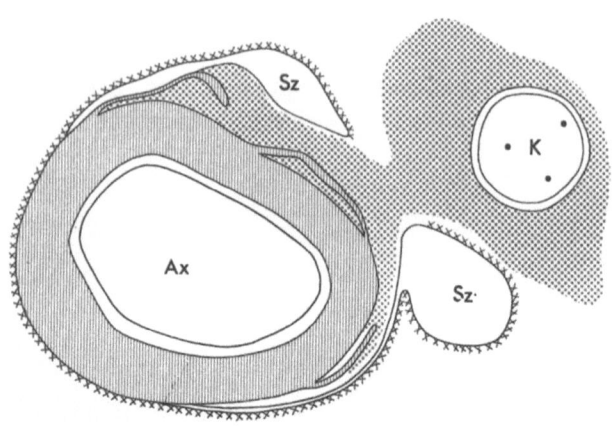

Abb. 82. Entmarkung eines peripheren Nervenabschnittes durch eine hämatogene Zelle („Aktive Attacke").

▒ Markscheide; ▨ Cytoplasma der attackierenden Zellen
K = Kern dieser Zelle, Sz = Cytoplasmaanteile der markscheidenbildenden Schwann-Zelle, xxx = Basalmembran der Schwann-Zelle. (Schematisierte Abbildung eines elektronenmikroskopischen Bildes von Raine *et al.*)

1.6. Erkrankungen des Nervenbindegewebes

Solche kommen unter verschiedenen Bedingungen vor, etwa bei der primären Amyloidose, bei chronischem Druck oder als Folge von Bestrahlungen. Sie führen meist zuerst zur segmentale Erkrankung, später auch zur Zerstörung der Axone und damit zu Wallerschen Degenerationen. Im Endoneurium selbst kommt es zu myxomatösen Degenerationen.

2. Spezieller Teil: Die verschiedenen Krankheiten des peripheren Nerven

2.1. Traumatische Veränderungen des peripheren Nerven

2.1.1. Vollständige Durchtrennung

Sie erfolgt meist durch Verletzungen mit scharfen, schneidenden Instrumenten. Wie unter experimentellen Bedingungen kommt es zur Wallerschen Degeneration des distalen Nervenstumpfes. In unmittelbarer Nachbarschaft der Verletzung wandern mesenchymale Elemente ein und bewirken hier einen beschleunigten Abbau.
Bei perfekter Adaptation erfolgt eine Regeneration wie im allgemeinen Teil dieses Kapitels besprochen (1.3.).

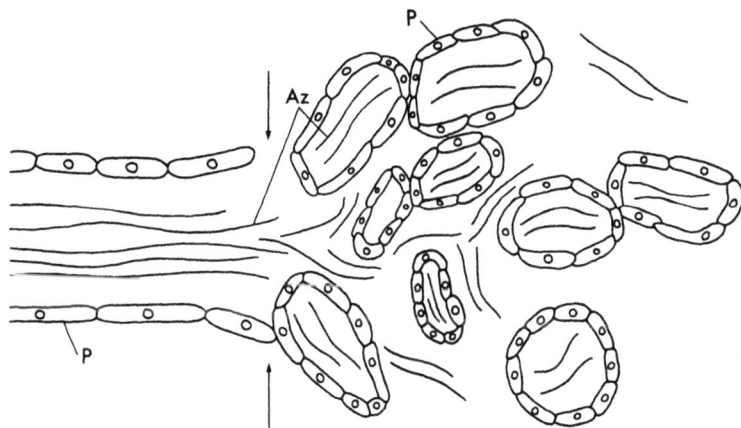

Abb. 83. Neurombildung. Links der noch erhaltene Nerv, der bei ↑ verletzt wurde. Rechts wild durcheinanderwuchernde Nervenzweige. Man beachte, daß viele derselben von einem Perineurium umwachsen sind

Meist ist aber die Adaptation unvollständig. Es kommt zum Aussprossen von Axonen in das umgebende Bindegewebe, wobei jeweils einzelne Axone oder wenigstens kleine Grüppchen von ihnen von einem kleinen perineuriumähnlichen Schlauch umgeben sind. Es kommt infolge dieser Aussprossungen zu einer Schwellung, einem Neurom (Abb. 83). Dieses kann sehr schmerzhaft sein. Solche Neurombildungen spielen besonders in Amputationsstümpfen eine große Rolle, in denen die Nerven durch solche Neurome auf ein Mehrfaches ihres Durchmessers angeschwollen sind.

2.1.2. Chronischer Druck

Durch diesen kommt es proximal der gepreßten Stelle zu einer starken Schwellung des Nerven. Sie ist einerseits auf eine Schwellung der Axone, andererseits auf eine Rückstauung der perineuralen Flüssigkeit zurückzuführen. Bei sehr lange bestehendem Druck tritt eine Fibrose und Hyalinose des betreffenden Nerven auf, sowie ein Unterbruch der Achsencylinder.
Eine Stelle, wo ein solcher chronischer Druck von großer Wichtigkeit ist, ist das Carpaltunnel. Hier führt eine Verengung zu einer schmerzhaften Kompression des N. medianus. Ähnliche Zustände werden auch durch wiederholte Mikrotraumatisierungen hervorgerufen, etwa am N. ulnaris beim Ellbogen. Pathologisch-anatomisch stehen hier Vernarbungen und Hyalinose im Vordergrund.

2.2. Polyneuropathien (sogenannte Polyneuritis)

Sie gehören zu den häufigsten neurologischen Krankheiten überhaupt. Man unterscheidet hereditäre, toxische und stoffwechselbedingte sowie infektiöse Polyneuropathien.

2.2.1. Hereditäre Polyneuropathien

Die wichtigste ist zweifellos die neurale Muskelatrophie (peroneal atrophy) von Charcot-Marie-Tooth. Sie ist klinisch durch eine allmählich progrediente Schwäche und Gfühlsstörung in den distalen Abschnitten der Extremitäten gekennzeichnet. Sie beruht auf einer langsamen Atrophie peripherer Nerven, welche sowohl Achsencylinder als auch Markscheiden betrifft. Es kommt gleichzeitig zu konzentrischen Proliferationen von Schwann-Zellen und Endoneurium, die sich dann zwiebelschalenförmig anordnen. Sind letztere Veränderungen sehr stark, so kommt es zu einer makroskopisch sichtbaren Nervenverdickung, zur sogenannten „hypertrophischen Neuritis (Déjérine-Sottas)". Ob diese eine eigene nosologische Einheit darstellt, ist nicht gesichert. Jedenfalls kann sie unter anderem bei der Refsumschen Krankheit und bei der neuralen Muskelatrophie (Charcot-Marie-Tooth) auftreten.

2.2.2. *Toxische und stoffwechselbedingte Polyneuropathien*

Eine große Anzahl von exogenen Giften und von Stoffwechselstörungen können zu Polyneuropathien führen. Diese zeigen meist etwa das gleiche klinische Bild: vorwiegend distal lokalisierte Paresen mit sockenförmigen resp. handschuhförmigen Hypästhesien für alle Sensibilitätsqualitäten. Entsprechend dem Ausfall der verschiedenen Nerven sind auch die Eigenreflexe abgeschwächt.
Pathologisch-anatomisch wie auch klinisch ist es schwierig, von der Morphologie auf die verschiedenen Noxen Rückschlüsse zu ziehen: meist besteht ein Mischbild von Wallerscher Degeneration, segmentaler Entmarkung vom Gombaultschen Typ, Regeneration und Remyelination. Gelegentlich erhält man aus der Morphologie Aufschlüsse über die Ursache: so findet sich bei der metachromatischen Leukodystrophie, die in den Anfangsstadien oft als Polyneuropathie verläuft, die charakteristische Sulfatidspeicherung in den Schwann-Zellen. Diabetische Polyneuropathien zeigen oft eine Aufsplitterung und Verdickung der Basalmembran der Schwannschen Zellen. Diphterische Polyneuropathien scheinen fast ausschließlich die Markscheiden zu befallen.
Die Rechtfertigung, die Polyneuropathien infolge endogener Stoffwechselstörungen und exogener Vergiftungen im gleichen Abschnitt zu behandeln, geht u.a. daraus hervor, daß sich die Bildung von Speichelgranulis der Schwann-Zellen ähnlich denjenigen einer Sphingolipidose im Tierversuch durch chronische Vergiftung (Chloroquine) provozieren läßt. Im folgenden sei eine tabellarische Übersicht über die häufigsten Ätiologien und Pathogenesen der Polyneuropathien gegeben (s. Tabelle 8).

2.3. Ischämische Polyneuropathien

Ischämische Schäden des peripheren Nerven sind erstaunlich selten. Selbst bei schweren arteriellen Verschlußkrankheiten, welche zu Amputationen führen, sind die peripheren Nerven oft relativ unversehrt. Entsprechend schwierig ist es, periphere Nerven experimentell ischä-

Tabelle 8. Polyneuropathien

Noxe	Art der Einnahme	Klinische Besonderheiten	Path.-anat. Besonderheiten	Mutmaßlicher Wirkungsmechanismus
Äthylalkohol	Chronisch, Genußmittel	Wadenschmerz, oft gleichzeitig charakteristische Psyche	Mischtyp vom Wallerschen und Gombaultschen Typ. Oft das eine von beiden bevorzugt	Resorptionsstörung von Thiamin (Vitamin B1). Direkte toxische Einwirkung?
Methylalkohol	Verwechslungen mit obigem	Heftigste Schmerzen in den Extremitäten. Erblindung	Opticusatrophien. Wallersche Degenerationen	Direkte Toxicität
Blei	Berufsvergiftung: Dämpfe, gelöste Bleisalze, chronische Exposition	Häufig Radialislähmungen. Charakteristische Veränderungen der Erythrocyten. Bleikonzentration in Urin und Blut	Vorwiegend Wallerscher Typ der Degeneration (aber Gombaultsche Erstbeschreibung stammt von Bleivergiftung!)	Wohl Enzymblockade von sulfhhydrylhaltigen Enzymen. Dadurch Interferenz mit Stoffwechsel
Thallium	Rattengift: Suicid- und Mordversuche	Schmerzzustände, Tachykardien, Alopecie	Vorwiegend vegetative Fasern befallen	Bindung an Sulfhydrilgruppen, entsprechende Enzymblockade
Arsen	Früher medikamentös. Häufig Suicid- und Mordversuche durch Beimengung in Nahrg.	Arsen-Saum in Fingernägeln. Arsengehalt der Haare!	Angebl. Verdickung des Perineuriums	
Isoniazid Hydrazin	Tuberkulostaticum	Meist iatrogen. Lange Tbc-Behandlungen	Vorwiegend Wallersche Degeneration	Verdrängt (oder bindet?) Vitamin B6 (Pyridoxin), so daß diese Substanz mangelt
Furane, z. B. Furadantin (Nitrofurantoin)	Meist iatrogen. Therapie von Harninfektionen	Besonders Paraesthesien distal. Anreicherung infolge von Niereninsuffizienz, so daß hohe Serumkonzentrationen entstehen.	Keine	Hemmung der Bildung von Co-Enzym

Noxe	Art der Einnahme	Klinische Besonderheiten	Path.-anat. Besonderheiten	Mutmaßlicher Wirkungsmechanismus
Vincristin und andere Vinca-Alkaloide	Medikamentös Cytostaticum	Schmerzhaft. Distale Paresen	Hyperplasie der Neurofilamente	Bindet sich an Mikrotubuli (Mitosen) und Neurotubuli
Tri-ortho-kresyl-Phosphat (Schmieröl)	Meist größere Katastrophen durch Verwechslung von Schmieröl mit Speiseöl	5–20 Tage nach Einnahme! Schwerste Paresen und Krämpfe, teils peripher, teils zentral im Typ	Axonerkrankung. Veränderung der Endverzweigungen, besonders in großen Fasern	Inaktiviert Cholinesterasen
Primäre Amyloidose	Familiär	Extrem chronisch. Gleichzeitig mit gastrointestinalen Störungen	Amyloid im Endoneurium	Störung der Gefäßpermeabilität
Dysproteinaemie	Plasmocytome	Gelegentlich erste Manifestation des Leidens	Fibrilläre extracelluläre Substanzen im EM. Histochemisch *nicht* als Amyloid zu identifizieren	Störung der Gefäßpermeabilität
Infektiöse Ursachen				
Diphterie (Clostridium diphtheriae)	Meist Kinder im Rahmen der Infektion	Hirnnerven!	Vorwiegend Markscheiden	Reine Toxinwirkung
Lepra	Geographische Gebundenheit!	Chronisch, zuerst Wärmeempfindung gestört	In Frühstadien Leprabacillen in Axonen. Spätstadien oft mit völligem Bindegewebsersatz der Nerven. Scheinbare Hypertrophie des Nerven	Direkte Zerstörung des Nerven durch die Bacillen und den granulomatösen Prozeß
Botulinus (Clostridium botulini)	Nahrungsmittelkontamination	Pupillenstörungen, Augenmuskellähmungen	Morphologisch normal	Blockierung der Endplatte und von vegetativen Synapsen

Tabelle 8. (Fortsetzung)

Noxe	Art der Einnahme	Klinische Besonderheiten	Path.-anat. Besonderheiten	Mutmaßlicher Wirkungsmechanismus
Folge von Mangelkrankheiten				
Thiaminmangel (Vit. B_1-Mangel, Beri-Beri-Krankheiten)	Hunger- u. Mangelländer. Alkoholiker	Vagusbeteiligung. Akute kardio-vasculäre Manifestationen	Beteiligung von Axon und Markscheide	Störung des Kohlenhydratstoffwechsels des Nervensystems
Vitamin-B_{12} Mangel (Cobalaminmangel)	Resorptionsstörung, intestinal, bei Greisen und Carcinomträgern (perniziöse Anämie)	PNS nur als Nebenerscheinung beteiligt (s. funiculäre Myelose)	Vorwiegend Markscheide	Schädigung der Membranen im Myelin
Allgemeine Stoffwechselstörungen				
Diabetes mellitus	Häufig	Oft in proximaler Muskulatur besonders deutlich	Aufsplitterungen und Verdickung der Basalmembranen	?
Porphyrie (akut intermittierende)	Endogene Stoffwechselstörung. Exacerbation infolge von Barbituraten	Psychisch eigenartige Pat. Abdominale Schmerzen. Radialisparesen		?
Metachromatische Leukodystrophie	Kinder mit chronischer Polyneuropathie	In späteren Stadien regelmäßig zentrale Beteiligung	Speicherung in Schwannschen Zellen	Entmarkung durch abnorme Lipoidzusammensetzung des Myelins?

misch zu schädigen. Dies gelingt meist nur durch Ligatur mehrerer Gefäße.

Um so erstaunlicher ist die häufige Beteiligung des peripheren Nervensystems bei der *Polyarteriitis nodosa.* Diese äußert sich klinisch als Ausfall einzelner Nerven bei Patienten mit gelegentlich bis dahin unerklärtem Fieber (sogenannte Mononeuritis multiplex).

Pathologisch-anatomisch finden sich in den befallenen Nerven extreme Formen von Wallerscher Degeneration und die für diese Krankheit typischen Veränderungen mittelgroßer bis kleinerer Arterien, die meist epineural liegen.

Nicht nur der bevorzugte Befall der peripheren Nerven überhaupt, sondern auch das Ausmaß dieser Veränderungen ist erstaunlich. Der Befund läßt eine besondere Affinität des Krankheitsprozesses zu den Gefäßen der Nerven vermuten.

2.4. Infektiöse und andere entzündliche Polyneuritiden

2.4.1. *Polyradiculitis Landry-Guillain-Barré*

Sie tritt oft im Anschluß an eine sogenannte „banale" Influenza-ähnliche Infektion auf und äußert sich in einer foudroyant verlaufenden (Landry) oder allmählich progredienten, symmetrischen ascendierenden (Guillain-Barré) Lähmung mit dem charakteristischen Liquorbefund der Dissociation Albumino-Cytologique.

Pathologisch-anatomisch bestehen diffuse, relativ diskrete lymphocytäre perivenöse Infiltrate, die in den Wurzeln besonders stark, aber auch in peripheren Teilen nachweisbar sind. Es scheinen in erster Linie die Markscheiden ergriffen zu sein.

Es bestehen gewisse Ähnlichkeiten mit der experimentellen allergischen Neuritis (EAN). Insbesondere lassen sich bei beiden Krankheiten gegen die peripheren Markscheiden gerichtete myelinotoxische Antikörper nachweisen. Die Ätiologie des Landry-Guillain-Barré-Syndroms ist indessen noch nicht geklärt.

2.4.2. *Diphterische Polyneuropathie*

Sie tritt in verschiedenen Phasen der Diphterie auf und führt zu schlaffen Lähmungen, wobei besonders diejenigen der Schlundmuskulatur gefürchtet sind. Die Wirkung beruht auf einer direkten toxischen Wirkung des Diphterie-Toxins auf die Markscheide, welche dann zerfällt. Der Zerfall der Markscheide ist auch morphologisch nachweisbar. Ihr selektiver Befall hat zu vielen experimentellen Studien über den Gombaultschen Typ der Nervendegeneration Anlaß gegeben.

2.4.3. Nervenschädigung durch Botulinustoxin

Neben foudroyant verlaufenden Lähmungen mit raschem Tod kommt es gelegentlich zu Epidemien mit relativ benignem Botulismus: bei diesem stehen Augenmuskelparesen und Pupillenstörungen im Vordergrund. Da die Wirkung des Botulinustoxins auf einer chemischen Einwirkung auf die Muskelendplatte beruht, ist pathologisch-anatomisch meist keine Veränderung nachzuweisen.

2.4.4. Lepra

Obwohl diese Krankheit in Westeuropa glücklicherweise selten ist, dürfte es sich, im Weltmaßstabe gesehen, um die häufigste chronische Krankheit des peripheren Nervensystems überhaupt handeln. Sie ist in erster Linie eine Krankheit des peripheren Nerven. In den Frühstadien kommt es zu fleckförmigen Sensibilitätsausfällen, in Spätstadien zu den bekannten Verstümmelungen, die von einer enormen Verdikkung der Nerven begleitet sind.
Pathologisch-anatomisch sind diese Nerven meist völlig fibrosiert. In etwas frischeren Stadien sollen granulomatöse Prozesse nachzuweisen sein. In der initialen Phase von experimenteller Lepra kann man den Hansenschen Bacillus im Inneren von Axonen beobachten, denen entlang er sich offenbar ausbreitet (Boddingius, 1974). Daneben liegen sie oft auch in Schwannschen Zellen und mesenchymalen Elementen.

2.5. Tumore des peripheren Nerven

2.5.1. Neurinome (Schwannome)

Sie wurden bereits bei den Hirntumoren besprochen. Sie kommen mal vereinzelt, mal multipel an peripheren Nerven vor. Multiple Neurinome treten gelegentlich in Kombination mit Neurofibromen im Rahmen der Neurofibromatosis von Recklinghausen auf. Eine maligne Entartung kommt hier gelegentlich vor.

2.5.2. Neurofibrome

Auch diese bestehen vorwiegend aus Schwann-Zellen, sind aber lockerer gebaut als Schwannome, breiten sich rankenförmig aus und scheinen oft vom Perineuralschlauch umfaßt zu sein.Sie kommen so gut wie ausschließlich im Rahmen der Neurofibromatosis Recklinghausen vor, bei welcher sie zu schweren Entstellungen der Haut bzw. des Gesichtes führen können.

Kapitel X

Krankheiten der Willkürmuskulatur

1. Hinweise auf die normale Histologie der Muskulatur
(Abb. 84)

Normale Muskulatur besteht aus dicht aneinander aufgeschlossenen, im Querschnitt angedeutet polygonalen Muskelfasern, deren Durchmesser zwar von einem Muskel und einem Individuum zum anderen stark variieren kann, innerhalb desselben Muskels aber überall etwa gleich ist. Im fetalen Muskel beträgt der Durchmesser ungefähr 7 bis 14 μ, bei Erwachsenen von 18 μ (extraoculäre Muskulatur) bis 100 μ (große Extremitätenmuskeln). Innerhalb der einzelnen Primärbündel sind sie nur durch ein dünnes Bindegewebsblatt, das Endomysium, das jede einzelne Muskelfaser umgibt, voneinander getrennt, sofern nicht Gefäße oder Nerven zwischen ihnen eingezwängt sind.
Die Zellkerne sind in normalen Muskelfasern immer peripher gelegen. Sie sind schlank und dicht. Ausnahmen bilden Stellen, welche dem Sehnenansatz benachbart sind, wo man schlanke Kerne auch im Zentrum der einzelnen Fasern nachweisen kann.

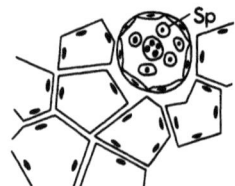

Abb. 84. Normale Willkürmuskulatur, Querschnitt. Sp = Muskelspindel (s. auch Text)

Außerdem finden sich zentrale Kerne normalerweise in den intrafusalen Fasern der Muskelspindeln (Abb. 84). Muskelspindeln bestehen aus etwa 5–10 kleinen Muskelfasern, welche von einem perineuriumähnlichen Bindegewebsblatt umfaßt werden und reich innerviert sind (Details siehe Neurophysiologie und Spezialwerke). Unter diesen Muskelfasern kann man zwei Typen unterscheiden: solche mit Ketten von Kernen (nuclear chain fibers) und solche mit sackförmigen Anschwellungen, die dicht mit Zellkernen gefüllt sind (nuclear bag fibers). Ihre Pathologie ist noch wenig bekannt. Sie werden hier erwähnt, weil sie vom Anfänger gelegentlich für krankhafte Gebilde gehalten werden. Im Längsschnitt werden gelegentlich auch die an der Faseroberfläche gelegenen bläschenförmigen Zellkerne der Muskelendplatte als pathologische Phänomene verkannt.

2. Neurogene Muskelatrophien (Abb. 85)

Sie kommen überall dort vor, wo eine Denervation vorliegt, gleichgültig ob diese durch einen Untergang von Vorderhornganglienzellen oder eine Schädigung im peripheren Nerven zustande kommt und unabhängig von der Art des pathologischen Prozesses, welcher die Schädigung des Motoneurons verursacht.

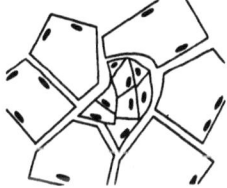

Abb. 85. Neurogene Muskelatrophie
(Erklärungen s. Text)

Charakteristisch für die neurogene Schädigung ist eine gruppenweise Anordnung gleich stark atrophischer Muskelfasern, welche daher rührt, daß die von der gleichen motorischen Vorderhornzelle innervierten Muskelfasern einander meist gruppenweise benachbart sind.
Die atrophischen Muskelfasern zeigen eine (scheinbare?) Vermehrung ihrer Kerne, welche oft *Kernreihen* bilden. Der Sarcolemmschlauch und der kontraktile Apparat (Querstreifung) bleiben lange erhalten, so daß die atrophischen Fasern unter Umständen noch Jahrzehnte nach der Denervation nachweisbar sein können (z.B. Poliomyelitis!). Durch den Druck der umgebenden normalen Muskelfasern werden die denervierten Fasern oft abgeflacht oder zeigen eine konkave Oberfläche.

Ein Teil der denervierten Fasern wird offenbar durch kollaterale Aussprossung erhaltener Axone reinnerviert, was sich in der Ausbildung von sogenannten motorischen Rieseneinheiten im Elektromyogramm äußert und unter Umständen auch mit morphologischen Mitteln nachgewiesen werden kann.

Neben diesem „Reinbild" der neurogenen Muskelatrophie kommen aber auch bei neurogenen Prozessen Muskelveränderungen vor, welche im allgemeinen mit primären Muskelkrankheiten in Zusammenhang gebracht werden.

3. Die verschiedenen krankhaften Muskelveränderungen
(Abb. 86 – 95)

Wegen dem komplizierten, an strenge Gesetzmäßigkeiten gebundenen Aufbau der Muskelfaser werden verhältnismäßig zahlreiche verschiedene morphologische Abweichungen beobachtet. Sie sind jedoch nur in den seltensten Fällen für eine bestimmte Krankheit charakteristisch. Meist kann anhand dieser Veränderungen nicht einmal entschieden werden, ob es sich um eine primäre „degenerative" Krankheit handelt, oder ob sie eine entzündliche, traumatische oder gar eine chronische mechanische Schädigung als Ursache haben. Wie bereits erwähnt, können auch Denervationsprozesse gelegentlich Veränderungen provozieren, die man zunächst als primäre Muskelveränderungen interpretiert.

Hier sollen die verschiedenen zu beobachtenden Veränderungen sowie ihr Vorkommen und ihre Bedeutung kurz geschildert werden. Da eine eingehende Darstellung der verschiedenen primären Muskelkrankheiten den Rahmen dieses Grundrisses sprengen würde, sollen diese in der Folge nur in einer Tabelle erwähnt werden, nur einzelne von ihnen werden im Text eigens geschildert.

3.1. Faseratrophie (Abb. 86)

Wie eingangs erwähnt, muß diese aus dem Vergleich mit den benachbarten Fasern erschlossen werden. Bei primären Muskelkrankheiten

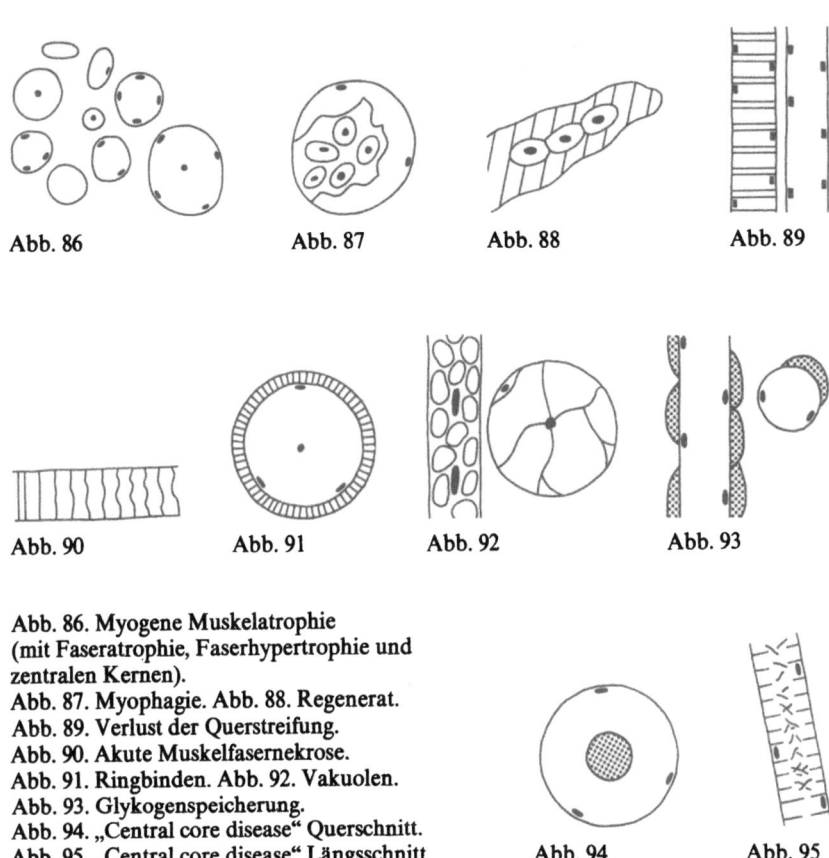

Abb. 86. Myogene Muskelatrophie (mit Faseratrophie, Faserhypertrophie und zentralen Kernen).
Abb. 87. Myophagie. Abb. 88. Regenerat.
Abb. 89. Verlust der Querstreifung.
Abb. 90. Akute Muskelfasernekrose.
Abb. 91. Ringbinden. Abb. 92. Vakuolen.
Abb. 93. Glykogenspeicherung.
Abb. 94. „Central core disease" Querschnitt.
Abb. 95. „Central core disease" Längsschnitt

sind die verschieden atrophischen Fasern meist unregelmäßig auf den Querschnitt verteilt. Gewöhnlich sind sie abgerundet und dementsprechend durch etwas breitere Bindegewebssepten von den Nachbarfasern abgegrenzt. Oft wirken solche Fasern auffallend homogen, so daß Quer- und Längsstreifung nicht mehr erkennbar sind. Ihre Kerne liegen oft zentral (s. auch 3.3.).

3.2. Faserhypertrophie (Abb. 86)

Sie kommt hauptsächlich bei den eigentlichen Muskeldystrophien vor, besonders der Duchenneschen Form. Hypertrophische Fasern messen meist mehr als 100 μ im Durchmesser und sind häufig durch ein homogenisiertes Cytoplasma und einen lichtmikroskopisch homogenisierten kontraktilen Apparat charakterisiert. In solchen Fasern findet man ebefalls zentrale Kerne.

3.3. Zentrale Kerne (Abb. 86, 88, 91 und 92)

Sie werden sowohl in atrophischen, normalgroßen als auch in hypertrophischen Fasern gefunden. Meist sind diese Kerne verhältnismäßig voluminös. Gelegentlich sieht man gleichzeitig in einer quergeschnittenen Faser mehrere von ihnen. Die Veränderung muß von der Myophagie (Abb. 87) unterschieden werden, bei welcher phagocytäre Elemente im Zentrum der Fasern sitzen. Ferner muß darauf geachtet werden, ob es sich um Regenerationsphänomene handelt (s. Abb. 88 unten). Zentrale Kerne sind unspezifisch und kommen bei allen primären Muskelkrankheiten vor. Wir haben sie besonders häufig bei der Dystrophia myotonica gesehen (s. Tabelle 9).

3.4. Makrophagen im Inneren kranker Fasern (Abb. 87)

Dieses Phänomen wird hauptsächlich bei der Duchenneschen Form der progressiven Muskeldystrophie beobachtet. Es kommt aber auch nach traumatischen Muskelschädigungen vor. Die Makrophagen liegen meist im Inneren der Fasern, also zentral.

3.5. Regenerationsphänomene (Abb. 88)

Muskelregenerationen sind gekennzeichnet durch kurze Reihen von bläschenförmigen zentralständigen Kernen mit sehr stark prominentem Nucleolus. Das umgebende Cytoplasma dieser Fasern ist dabei leicht basophil, wahrscheinlich weil es im Zusammenhang mit der Eiweißsynthese viel Ribonucleinsäure enthält.
Das Phänomen ist an sich unspezifisch und tritt unter anderem im Anschluß an traumatische und ischämische Muskelschädigungen auf.

Besonders deutlich zu sehen ist es bei Fällen von Polymyositis, Duchennescher Muskeldystrophie und paroxysmaler Myoglobinurie.

3.6. Aufhebung der Querstreifung (Abb. 89)

Sie ist bei sehr vielen verschiedenen Muskelkrankheiten zu beobachten, u.a. im Rahmen akuter Infektionskrankheiten (Zenkersche Degeneration), ferner bei den Muskeldystrophien. Sie ist hingegen selten bei neurogenen Atrophien und kann deshalb differentialdiagnostisch wichtig sein.

3.7. Akute Muskelfasernekrose (Abb. 90)

Sie kommt einerseits bei ischämischen Muskelschädigungen vor, andererseits bei der paroxysmalen Myoglobinurie (Meyer-Betz). Beim erstgenannten Prozeß verlieren die Fasern die Anfärbbarkeit ihrer Kerne und zerfallen geldrollenartig entlang den Querstreifungen. Bei der paroxysmalen Myoglobinurie ist der krankhafte Prozeß ähnlich und führt zu einer sehr starken Eosinophilie der Fasern, in welche später Kalk eingelagert werden kann.

3.8. „Ringbinden" (Abb. 91)

Hier handelt es sich um Myofibrillen, welche nicht wie die gewöhnlichen längs in der Faser verlaufen, sondern diese unmittelbar unter dem Endomysium ringförmig oder wohl eher spiralfederförmig umgeben. Es handelt sich möglicherweise um ein Artefakt, das dann entsteht, wenn Muskelbiopsien an kontrahierten Muskeln entnommen werden. Dafür spricht, daß das Phänomen besonders häufig bei Dystrophia myotonica beobachtet wird, wo die Faserkontraktionen durch mechanische Reize ausgelöst werden. Bei korrekt ausgeführter Muskelbiopsie ist diese Veränderung aber gerade deshalb auf eine Dystrophia myotonica verdächtig, da nur bei Myotonien der mechanische Reiz der Operation eine Kontraktion der Faser auslöst.

3.9. Vacuolen (Abb. 92)

Vacuolen im inneren von Muskelfasern erreichen eine Größe von 5–25 μ Durchmesser. Sie kommen hauptsächlich bei der familiären periodischen Lähmung und anderen Störungen des Kaliumstoffwechsels vor, ferner beim Lupus erythematosus disseminatus.

3.10. Glykogenspeicherungen (Abb. 93)

Solche werden bei der McArdleschen Krankheit als seitlich an die Faser angelagerte Ballen gefunden, während bei kardio-musculären Formen von Glykogenose die ganze Faserdicke von feinkörnigem Glykogen durchsetzt scheint.

3.11. „Central cores" (Abb. 94 und 95)

Bei einer seltenen, benigne verlaufenden familiären Myopathie hebt sich das Zentrum der Fasern durch seine größere Dichte ab. Es ist auch intensiver PAS-positiv.

3.12. Schießscheiben-Fasern „Target fibers"

Auch diese zeigen eine konzentrisch im Inneren der Faser gelegene Veränderung, in welcher das Zentrum keine Querstreifung besitzt und von einem helleren Hof umgeben ist. Diese Veränderung ist viel häufiger als die „central cores" und wird besonders im Inneren erhaltener, verschonter Fasern bei Denervationsatrophien gefunden.

3.13. Stäbchenförmige Strukturen („Nemaline Myopathy")

Hier handelt es sich um Z-Band-Material, das sich im Inneren von Muskelfasern zusammenballt, offenbar ebenfalls besonders in ihrem

Zentrum. Es soll sich bei der „Nemaline Myopathy" um eine Krankheit eigener Art handeln. Die Veränderung wurde aber auch im Rahmen von Myositiden beobachtet, was zeigt, daß sie auch als unspezifisches Phänomen vorkommt.

4. Progressive Muskeldystrophien und andere primäre degenerative Muskelkrankheiten

Diese sind fortschreitende Leiden, die je nach Form (s. Tabelle 9) im Kindesalter resp. im früheren oder späteren Erwachsenenalter auftreten können. Sie sind klinisch teils durch eine Atrophie, seltener durch eine Pseudohypertrophie der Muskeln gekennzeichnet (z.B. die sogenannten Gnomenwaden). Sie befallen meist zuerst die Muskulatur der Extremitätengürtel.
Histologisch besteht ein starker Verlust an Muskelfasern, welche durch Fettgewebe ersetzt werden. Von den verbleibenden sind viele atrophisch und einzelne hypertrophisch. Ferner zeigen sie zentrale Kerne, einen Verlust der Querstreifung, Myophagien und Regenerate. Die Pseudohypertrophie ist vorwiegend durch den überschießenden Fettgewebsersatz verursacht, in einem geringeren Ausmaß auch durch die hypertrophischen Fasern.
Diese Krankheiten sind meist erblich (s. Tabelle 9). Im übrigen ist ihre Pathogenese ungeklärt. Weder die klassischen histologischen Methoden noch die Histochemie oder Elektronenmikroskopie konnten darüber Aufschlüsse bringen. Neuerdings wird erwogen, daß auch sie von den Vorderhornzellen des Rückenmarks induziert seien, wobei die Motoneurone hier nicht ausfallen würden, sondern „krank" wären.

5. Ischämisch bedingte Muskelschäden

Sie kommen besonders bei vasculären Verschlußkrankheiten vor. Erwähnenswert ist das *Tibialis anterior-Syndrom*. Es besteht in einer Schwellung der Muskeln in der Loge des M. tibialis anterior. Da diese

Tabelle 9. Primäre, meist erbliche degenerative Muskelkrankheiten

Krankheit	Klinik	Path.-anat. Besonderheiten
Maligne progressive Muskeldystrophie (Duchenne) geschlechtsgebunden-recessiv	Geschlechtsgebunden-recessiv. Fast nur männl. Zuerst Muskeln des Beckengürtels. Sterben um 20. Lebensjahr	Typisches Myopathiebild. Viele hypertrophische Fasern.
Benigne progressive Muskeldystrophie (Bekker) geschlechtsgebunden-recessiv	Ähnlich, erreichen normales Alter	Myopathie
Autosomal-recessive Muskelatropien	Beckengürteltypen, in erwachsener Form, kindliche und konnatale Formen sind beschrieben	Myopathien
Facioscapulohumerale Muskeldystrophie	Beide Geschlechter Erreichen normales Alter	Myopathien
Seltenere Formen:	Distale, oculäre, oculopharyngeale, peroneo-humerale, scapulo-peroneale	Myopathien, z. T. auch neurogener Einschlag
Dystrophia myotonica Steinert	Fortschreitend, bes. distal. Endokrine Störungen, Katarakt, Glatze, Myotonie	Ringbinden, viele zentrale Kerne
Myotonia congenita	Nicht fortschreitend, selten	
Myasthenia gravis pseudoparalytica	Meist junge Frauen. Extreme Ermüdbarkeit der Muskulatur. Gelegentlich starker Befall der extraoculären Muskeln, so daß Schielen zustande kommt. Immunologische Zusammenhänge: häufige Kombination mit Thymomen und intrathoracalen Tumoren anderer Art	Oft unauffällig. Gelegentlich sog. Lymphorhagien, d. h. lockere lymphocytäre Infiltrate

infolge Begrenzung durch Knochen, Membrana interossea und Fascie kaum expansionsfähig ist, kommt es bei einem Ödem dieser Muskeln zur starken Drucksteigerung im Inneren der Loge. Dadurch wird die arterielle Blutzufuhr gedrosselt und es kommt zur Ischämie. Klinisch äußert sich diese in starken Schmerzen.

Die Ursache des Ödems kann selbst bereits eine Ischämie sein, z.B. als Folge von Metzgerstichverletzungen der A. femoralis oder arteriellen Embolien. Außerdem kann es durch eine starke Beanspruchung der Muskulatur entstehen. Das Auftreten des Ödems bringt jedenfalls einen Circulus vitiosus in Gang. Deshalb soll unter Umständen eine Incision der Loge die völlige Nekrose ihrer Muskeln verhindern.

Pathologisch-anatomisch beherrschen im Initialstadium der Verlust der Kernfärbbarkeit und der geldrollenartige Zerfall der Muskelfasern das Bild. Später kommt es zu Abräumphänomenen, teilweiser Muskelregeneration und zur Fibrose.

6. Entzündliche Muskelkrankheiten

Die Skeletmuskulatur kann bei verschiedenen entzündlichen Prozessen beteiligt sein. Diese greifen oft von der Umgebung auf die Muskulatur über. Hier sollen indessen lediglich diejenigen entzündlichen Krankheiten besprochen werden, die primär und vorwiegend in der Muskulatur stattfinden.

6.1. Polymyositis, Dermatomyositis

Es handelt sich um ein nicht allzu seltenes, akutes oder chronisches Krankheitsbild, das mit Dysphagie und Schwäche der Muskulatur einhergeht. Eigentliche Muskelschmerzen werden dabei kaum je beobachtet.
Die Krankheit kommt in allen Lebensaltern vor. In etwa 40% bestehen gleichzeitig Hautmanifestationen (Dermatomyositis). Rund die Hälfte aller Erwachsenen mit Polymyositisleiden gleichzeitig an einem Carcinom, wobei Lungencarcinome, Mammacarcinome, weibliche Genitalcarcinome und solche des Magen-Darm-Traktes besonders häufig zu sein scheinen.
Pathologisch-anatomisch bestehen neben diffusen lymphocytären und histiocytären Infiltraten degenerativ veränderte Muskelfasern und Regenerate. Bei chronischen Formen kann die Fibrose sehr stark im Vordergrund stehen.
Gelegentlich treten die Infiltrate vergleichsweise in den Hintergrund, so daß die Abgrenzung gegenüber progressiven Muskeldystrophien schwierig werden kann.

6.2. Myasthenia gravis pseudoparalytica

Auch hier werden gelegentlich ausgedehnte lockere lymphocytäre Infiltrate der Muskulatur beobachtet (sogenannte Lymphorrhagien). Gewöhnlich führt diese Krankheit aber nicht zu morphologischen Befunden.

6.3. Entzündliche Muskelmanifestationen bei Krankheiten aus dem Formenkreis des Rheumatismus

Focale Myositiden treten gelegentlich beim Lupus erythematosus auf. Neben den Infiltraten werden hier Ansammlungen von Vacuolen in einzelnen Muskelfasern beschrieben. Ferner sollen solche Infiltrate bei der primär chronischen Polyarthritis und bei akutem Gelenkrheumatismus auftreten.

6.4. Anhang: Muskelbiopsien als diagnostisches Hilfsmittel

Muskelbiopsien leisten hauptsächlich bei der Periarteriitis nodosa und beim Morbus Boeck wertvolle Hilfe. Bei beiden Krankheiten lassen sich die charakteristischen Veränderungen in etwa der Hälfte aller Fälle in der Muskulatur nachweisen, ohne daß diese klinisch manifest krank zu sein braucht.

7. Tumoren der Skeletmuskulatur

7.1. Das sogenannte Granularzellmyoblastom (Abrikossow)

Es handelt sich um benigne, erbsgroße bis eigroße Geschwülste, die ursprünglich in der Zunge, später aber auch in vielen anderen Muskeln und Weichteilen des Körpers beobachtet werden. Sie kommen gelegentlich multipel vor. Sie sind in den meisten Organen scharf begrenzt, können sich aber gerade in der Muskulatur recht weit zwischen einzelnen Fasern ausdehnen. Sie bestehen histologisch aus kubischen bis säulenförmigen Zellen mit exzentrischen Kernen und einem voluminösen, stark körnigen Plasma, das sich in der PAS-Färbung darstellt. Der Ursprung dieser Zellen ist noch ungeklärt. Eine myoblastische Herkunft ist eher unwahrscheinlich, da solche Gebilde gelegentlich auch weit weg von jeder Muskulatur, z.B. im Hypophysenhinterlappen vorkommen. Diskutiert wird auch ein Ursprung aus Schwannschen Zellen und aus Histiocyten.

7.2. Rhabdomyosarkome

Sie sind eine große Seltenheit. Die Kenntnis ihrer verschiedenen Formen ist ein Spezialwissen, das den Rahmen dieses Buches sprengt.

Literaturverzeichnis

Kapitel I. Allgemeines

Adams, R. D., Sidman, R. L.: Introduction to Neuropathology. The Blakiston Division. New York-Toronto-Sidney-London: McGraw-Hill 1968.
Blackwood, W., McMenemey, W. H., Meyer, A., Norman, R. M., Russell, D. S. (Eds.): Greenfield's Neuropathology. 2nd ed. London: Arnold 1971.
Escourolle, R., Poirier, J.: Manuel élémentaire de neuropathologie. Masson: Paris 1971.
Hager, H.: Allgemeine morphologische Pathologie des Nervengewebes. In: Handbuch der allgemeinen Pathologie, 3. Band, 3. Teil. Die Organe II, S. 1–386. Berlin-Heidelberg-New York: Springer 1968.
Klatzo, J.: Neuropathological aspects of brain oedema. J. Neuropath. exp. Neurol. **26**, 1–000 (1967).
Manz, H. J.: Pathology of cerebral oedema. Hum. Path. **5**, 291–313 (1974).
Noetzel, H.: Struktur des zentralen und peripheren Nervensystems als Grundlage seiner Funktion und seiner Erkrankungen. In: Handbuch der allgemeinen Pathologie, 3. Band, 3. Teil. Die Organe II, S. 386–482. Berlin-Heidelberg-New York: Springer 1968.
Peters, G.: Klinische Neuropathologie. Stuttgart: Thieme 1970.

Kapitel II. Mißbildungen und Fehlentwicklungen

Emery, J. L., Lendon, R. G.: The local lesion in neurospinal dysraphism (meningomyelocele). J. Path. **110**, 83–96 (1973).
Friede, R.L.: Cerebral infarcts complicating neonatal leptomeningitis. Acute and residual lesions. Acta neuropath. (Berl.) **23**, 245 (1973).
Friede, R. L.: Dauerschäden nach cerebraler Sinus- und Venenthrombose im Kindesalter. Acta neuropath. (Berl.) **22**, 319–322 (1972).
Gardner, W. J.: The Dysraphic states, from syringomyelia to anencephaly. Amsterdam: Excerpta Medica 1973.
Haickl, E. J.: Intracranielle Neugeborenenblutungen und geburtshilfliche Operationen. Dtsch. med. Wschr. **97**, 736–739 (1972).
Léon, G. A., de: Observations on cerebral and cerebellar microgyria. Acta neuropath. (Berl.) **20**, 278–287 (1972).
Lyon, G., Robains, O.: Etude comparative des encéphalopathies circulatoires prénatales et paranatales (hydroencéphalies, porencéphalies et encéphalomalacies cystiques de la substance blanche). Acta neuropath. (Berl.) **9**, 79–98 (1967).
Malamud, N.: Neuropathology. In: Mental retardation (H. A. Stevens, R. Heber, Eds., p. 429–453. Chicago–London: The University of Chicago-Press 1964.
Noetzel, H.: Die Arnold-Chiarische Mißbildung. Med. Welt **22**, Heft 5 (1971).
Ostertag, E.: Grundzüge der Entwicklung und Fehlentwicklung. Die formbestimmendefsFaktoren. In: Handbuch der speziellen pathologischen Anatomie und Histolo-

gie (W. Scholz, Hrsg.), Bd. 13, Teil 4, S. 283–362. Berlin–Göttingen–Heidelberg: Springer 1956.
Ostertag, B.: Mikroencephalie. In: Handbuch der speziellen pathologischen Anatomie und Histologie (W. Scholz, Hrsg.), Bd. 13, Teil 4, S. 522–526. Berlin–Göttingen–Heidelberg: Springer 1956.
Rüdiger, K. D., Wöckel, W.: Morphologische Spätbefunde nach geburtstraumatischer Rückenmarksläsion. Schweiz. med. Wschr. **102**, 545–548 (1972).

Kapitel III. Degenerative Krankheiten des Nervensystems

Bethlem, J., Jager, H.: The incidence and characteristics of Lewy bodies in idiopathic paralysis agitans, Parkinson disease. J. Neurol. Neurosurg. Psychiat. **23**, 74–80 (1960).
Brion, S., Mikol, J., Psimaras, A.: Recent findings in Pick's disease. In: Progress in Neuropathology (H. M. Zimmermann, Ed.), vol. 2. New York–London: Grune and Stratton 1973.
Bruyn, G. W.: Huntington's Chorea: Historical, clinical and laboratory synopsis. Handbook of clinical neurology; Diseases of the basal ganglia (P. J. Vinken, G. W. Bruyn, Eds.), Amsterdam: North Holland Publ. 1968.
Castaigne, P., Lhermitte, F., Cambier, J., Escourolle, R., Le Bigot, P.: A neuropathological study of 61 cases of ALS. Rev. Neurol. **127**, 401–414 (1972).
Cavanagh, J. B.: The significance of the 'dying'back' process in experimental and Human neurological disease. Int. Rev. Exp. Path. **3**, 219–267 (1964).
Earle, K.M.: Studies on Parkinson's disease including X-ray fluorescent spectroscopy of formalin fixed brain tissue. J. Neuropath. exp. Neurol. **27/1**, 1–14 (1968).
Greenfield, J. G., Bosanquet, F. D.: The brain-stem lesions in parkinsonism. J. Neurol. Neurosurg. Psychiat. **16**, 213–226 (1953).
Haberlandt, W. F.: Amyotrophische Lateralsklerose. Stuttgart: Fischer 1964.
Hirano, A.: Progress in the pathology of motor neuron diseases. In: Progress in neuropathology (H. M. Zimmermann, Ed.), New York–London: Grune and Stratton 1973.
Jellinger, K., Jirosek, A.: Neuroaxonal dystrophy in man: Character and natural history. Acta neuropath. (Berl.) Suppl. **5**, 3–16 (1971).
Kidd, M.: Alzheimer's disease – an electron microscopical study. Brain **87**, 307–320 (1964).
McMenemey, W. H.: Present concepts of Alzheimer's disease. In: The Central Nervous System (O. T. Bailey, D. E. Smiths, Eds.), vol. 9, p. 201–208. Baltimore: Williams and Wilkins 1968.
Seitelberger, F.: Zur regionalen Pathologie des extrapyramidal-motorischen Systems. Z. Nervenheilk. **23**, 1 (1966).
Sung, J. H., Stadlan, M.: Neuroaxonal Dystrophy in Congenital Biliary Atresia. J. Neuropath. exp. Neurol. **3**, 341–361 (1966).
Terry, R. D.: Electron microscopy studies of Alzheimer's disease and of experimental neurofibrillary tangles. In: The Central Nervous System (O. T. Bailey, D. E. Smiths, Eds.), vol. 9, p. 213–224. Baltimore: Williams and Wilkins 1968.
Terry, R. D.: Electron microscopy of selected neurolipidosis. In: Handbook of Clinical Neurology (P. J. Vinken, G. W. Bruyn, Eds.), vol. 10, P. 362–384. Amsterdam: North Holland Publ. 1970.
Wisniewsky, H. M., Terry, R. D.: Reexamination of the pathogenesis of the senile plaque. In: Progress in Neuropathology (H. M. Zimmermann, Ed.), vol. 2, p. 1–26. New York–London: Grune and Stratton 1973.

Zellweger, H., Simpson, J., McCormick, W. F., Ionasescu, V.: Spinal muscular atrophy with autosomal dominant inheritance: Report of a new kindred. Neurology (Minneap.) **22**, No. 9, 957–963 (1972).

Kapitel IV. Vasculär bedingte Schäden des Nervensystems und Auswirkungen des Sauerstoffmangels auf das Gehirn

Fazio, C., Sacco, G., Bugiani, O.: The thalamic hemorrhage. Europ. Neurol. **9**, 30–43 (1973).
Fisher, C. M.: The Arterial Lesions Underlying Lacunes. Acta neuropath. (Berl.) **12**, 1–15 (1969).
Fisher, C. M.: Lacunes: Small deep cerebral infarcts. Neurology (Mineap.) **15**, 774 (1965).
Forbus, W. D.: On the origin of miliary aneurysms of the superficial cerebral arteries. Johns Hopk. Hosp. (Bull.) **47**, 239 (1930).
Friede, R. L., Roessmann, U.: The pathogenesis of secondary midbrain hemorrhages. Neurology (Minneap.) **16**, 1210–1216 (1966).
McKissock, W., Richardson, A., Walsh, L.: Spontaneous cerebellar hemorrhage. Brain **83**, 1–9 (1960).
Meesen, H., Stochdorph, O.: Die Thromboembolie, die arterielle und venöse Thrombose. In: Handbuch der speziellen pathologischen Anatomie und Histologie (W. Scholz, Hrsg.), Bd. 13, TEIL ;B. Berlin–Göttingen–Heidelberg: Springer 1957.
Noetzel, H., Jerusalem, F.: Die Hirnnerven- und Sinusthrombosen (Unter besonderer Berücksichtigung der Topographie der hämorrhagischen Infarkte). Berlin–Heidelberg–New York: Springer 1965.
Peiffer, J.: Morphologische Aspekte der Epilepsien. Pathogenetische, pathologisch-anatomische und klinische Probleme der Epilepsien (M. Müller, H. Spatz, P. Vogel, Hrsg.), Heft 100. Berlin–Göttingen–Heidelberg: Springer 1963.
Scholz, W.: Histologische und topische Veränderungen und Vulnerabilitätsverhältnisse im menschlichen Gehirn bei Sauerstoffmangel, Ödem und plasmatischen Infiltrationen. Arch. Psychiat. Nervenkr. **181**, 621 (1949).
Ule, G., Kolkmann, F. W.: Pathologische Anatomie. In: Der Hirnkreislauf 6h. Gänshirt, Hrsg.), p. 47–160. Stuttgart: Thieme 1972.

Kapitel V. Traumatische Veränderungen des Zentralnervensystems

Brach, S.: Injuries of the brain and spinal cord, 4th ed. London: Cassel 1960.
Echlin, F. A., Sordillo, S. V. R., Garvey, T. Q.: Acute, subacute and chronic subdural hematoma. J. Amer. med. Ass. **161**, 1345 (1956).
Hughes, J. F.: Pathology of the spinal cord, p. 58–69. London: Lloyd-Luke 1966.
Krauland, W.: Über Hirnschäden durch stumpfe Gewalt. Dtsch. Z. Nervenheilk. **163**, 265 (1950).
McKissock, W., Richardson, A., Bloom, W. H.: Subdural Hematoma. A review of 389 cases. Lancet **1960 II**, 1365.
Noetzel, H.: Über die pathologische Anatomie der traumatischen Meningitis bei Hirnschußverletzungen. Arch. Psychiat. Neurol. **115**, 392 (1943).
Peters, G.: Die gedeckten Gehirn- und Rückenmarksverletzungen. In: Handbuch der speziellen pathologischen Anatomie und Histologie (W. Scholz, Hrsg.), Bd. 13, Teil 3. Berlin–Göttingen–Heidelberg: Springer 1955.

Kapitel VI. Intoxikationen und Mangelkrankheiten mit Beteiligung des Nervensystems

Bergener, M., Gerhard, L.: Neurologische Erkrankungen bei chronischem Alkoholismus. Nervenarzt **42**, 437 (1971).
Castaigne et al.: Maladie de Marchiafava-Bignani. Etude pathologique et clinique de dix cas. Rev. Neurol. **125/3**, 197–248 (1971).
Colmant, H. J.: Die ‚pontocerebelläre Dystrophien'. Über sogenannte zentrale pontine Myelinolyse und verwandte Prozesse. Arch. Psychiat. Nervenkr. **206/5**, 612–629 (1965).
Colmant, H. J.: Encephalopathien bei chronischem Alkoholismus, insbesondere Thalamusbefunde bei Wernicke'scher Encephalopathie. Stuttgart: Enke 1965.
Jellinger, K.: Comatöse Form der ‚CO-Leukencephalopathie'. Acta neuropath. (Berl.) **1**, 411 (1962).
Lapresle, J., Fardeau, M.: Les leucoencephalopathies de l'intoxication oxycarbonée. Etude de seize observations anatomo-cliniques. Acta neuropath. (Berl.) **6**, 327 (19667.
Pentscheff, A.: Intoxikationen. In: Handbuch der speziellen pathologischen Anatomie und Histologie (W. Scholz, Hrsg.), Bd. 13, S. 213. Berlin–Göttingen–Heidelberg: Springer 1958.
Petri, E.: Pathologische Anatomie und Histologie der Vergiftungen. In: Handbuch der speziellen pathologischen Anatomie und Histologie (F. Henke, O. Lubarsch, Hrsg.), Bd. 10. Berlin: Springer 1930.
Poser, C. M.: Demyelination in the Central Nervous System in Chronic Alcoholism: Central pontine myelinolysis and Marchiafava-Bignani-Disease. Ann. NY. Acad. Sci. **215**, 373–381 (1973).
Stork, J.: Kleinhirnwurmatrophie und chronischer Alkoholismus. Klinisch-anatomische Studie über 44 Fälle. Schweiz. Arch. Neurol. Neurochir. Psychiat. **99/1**, 40–82 (1967).
Valsamis, M. P., Mancall, E.: Toxic cerebellar degeneration. Hum. Path. **4/4** (1973).

Kapitel VII. Entzündliche Krankheiten des Zentralnervensystems

Bodian, D.: Poliomyelitis. In: Pathology of the Nervous System (J. Minckler, Ed.), vol. 3, p. 2323. New York: McGraw-Hill 1972.
Fetter, B. F., Klintworth, G. K., Hendry, W. S.: Mycosis of the central nervous system. Baltimore: Williams and Wilkins 1967.
Hörstrup, P., Ackermann, R.: Durch Zecken übertragene Meningopolyneuritis. Fortschr. Neurol. Psychiat. **41**, 583–606 (1973).
Jellinger, K., Poetzsch, F., Seitelberger, F.: Akute nekrotisierende Encephalitis mit Einschlußkörperchen. Isolierung vom Herpes-Simplex-Virus aus dem Gehirn. Acta neuropath (Berl.) **3**, 278–283 (1964).
Loeser, E., jr., Scheinberg, L.: Brain abscesses. A review of 99 cases. Neurology (Minneap.) **7**, 601 (1957).
Lumsden, C. E.: The neuropathology of multiple sclerosis. In Handbook of clinical neurology (P. J. Vinken, G. W. Bruyn, Eds.). Amsterdam: North Holland Publ. 1970.
Symposium on Toxoplasmosis. Bull. N. Y. Acad. Med. **50**, 2 (1974).
Ter Meulen, V., Katz, M., Müller, D.: Subacute Sclerosing Panencephalitis: A review. Current Topics in Microbiology and Immunology, vol. 57, p. 1–38. Berlin–Heidelberg–New York: Springer 1972.

Ulrich, J.: Was trägt die morphologische Forschung zur Kenntnis der Multiplen Sklerose bei? Schweiz. Rdsch. Med. (Praxis) **43**, 1338–1342 (1974).
Wepler, W.: Hirn- und Rückenmarkshäute, einschließlich Tuberkulose. In: Lehrbuch Spez. Path. Anat. (E. Kaufmann, M. Staemmler, Hrsg.). Berlin: de Gruyter 1958.

Kapitel VIII. Tumoren des Zentralnervensystems

Brain, R., Lord, R., Norris, F., jr.: The remote effects of cancer and the nervous system. New York–London: Grune and Stratton 1965.
Danegani, G., Gratlarola, F. R., Wildi, E.: Contributions à l'étude de la maladie de Bourneville. Examen clinique et anatomique de dix cas. 2ème Colloque International sur les malformations congénitales de l'encéphale. „Les Phakomatoses", Hôpital de la Salpêtrière, Paris. 2.–3. Octobre 1959.
Richardson, E. P.: Progressive multifocal leucoencephalopathy. In: Handbook of clinical neurology – Multiple Sclerosis and other demyelinating diseases (P. J. Vinken, G. W. Bruyn, Eds.), vol. 9, p. 485–499. Amsterdam: North Holland Publ. 1970.
Rubinstein, L. J.: Tumours of the central nervous system. AFIP. Atlas of Tumour Pathology, 2nd Series, Fasc. 6. Washington: Armed Forces Institute of Pathology 1972.
Rubinstein, L. J.: Tumeurs et hamartomes dans la neurofibromatose centrale. „Les Phakomatoses cérébrales" (L. Michaux, M. Feld, Eds.). Paris: SPEI, Eds. 1963.
Russell, D. S., Rubinstein, L. J.: Pathology of Tumours of the Nervous System, 3rd ed. London: Arnold 1971.
Zülch, K. J.: Pathologische Anatomie der raumbeengenden intracraniellen Prozesse. Berlin–Göttingen–Heidelberg: Springer 1956.
Zülch, K. J.: Atlas of the Histology of Brain Tumours. Berlin–Heidelberg–New York: Springer 1971.
Zülch, K. J.: Brain Tumours. Their Biology and Pathology, 2nd ed. Berlin–Heidelberg–New York: Springer 1965.

Kapitel IX. Neuropathologie des peripheren Nervensystems

Bischoff, A., Spoendlin, H., Babel, J.: Ultrastructure of the peripheral nervous system and sense organs. Stuttgart: Thieme 1970.
Bischoff, A.: Ultrastructural pathology of the peripheral nervous system. Z. Neurol. **205**, 257–274 (1973).
Boddingius, J.: The occurrence of mycobacterium leprae within axons of peripheral nerves. Acta Neuropath. (Berl.) **27**, 257–270 (1974).
Bradley, W. G., Thomas, P. K.: The Pathology of Peripheral Nerve Disease. In: Disorders of voluntary muscle (J. Walten, Ed.), 3rd Ed. Edinburgh–London: Churchill and Livingstone 1974.
Dyck, P. J., Lofgren, E. P.: Nerve Biopsy: Choice of Nerve, Method, Symptoms and Usefulness. Med. Clin. N. Amer. **52/4**, 885–893 (1968).
Harkin, J. C., Reed, R. J.: Tumours of the peripheral nervous system. AFIP, Atlas of Tumour Pathology, 2nd series, **Fasc. 3**. Washington: Armed Forces Institute of Pathology 1969.
Krücke, W.: Erkrankungen peripherer Nerven. In: Handbuch der speziellen pathologischen Anatomie und Histologie (W. Scholz, Hrsg.), Bd. 13, Teil 3, S. 1–248. Berlin–Göttingen–Heidelberg: Springer 1955.
Krücke, W.: Histopathologie der Polyneuritis und Polyneuropathie. Dtsch. Z. Nukl. **180**, 1–39 (1959).

Pleasure, D. E., Towfighi, J.: Onion bulb neuropathies. Arch. Neurol. **26,** 289–301 (1972).
Ulrich, J., Esslen, E., Regli, F., Bischoff, A.: Die Beziehungen der Nervenleitgeschwindigkeit zum histologischen Befund am peripheren Nerven (Dargestellt an Hand von 49 Biopsien des N. suralis). Dtsch. Z. Nervenheilk. **187,** 770–786 (1965).

Kapitel X. Krankheiten der Willkürmuskulatur

Adams, R. D., Denny-Brown, D., Pearson, C. M.: Diseases of muscle. A study in pathology. 2nd ed. London: Kimpton 1962.
Dubowitz, V., Brooke, M. H.: Muscle Biopsy: A modern approach. London–Philadelphia–Toronto: Saunders 1973.
Jerusalem, F.: Die bioptisch-histologische Differentialdiagnose der Polymyositis und der progressiven Muskelatrophie. Dtsch. Z. Nervenheilk. **191,** 125–141 (1967).
Mair, W.G.P., Tomé, F. M. S.: Atlas of the ultrastructure of diseased human muscle. Edinburgh–London: Churchill and Livingstone 1972.
Mumenthaler, M.: Histologische Diagnostik der Myopathien. Erfahrungen an Hand von 139 eigenen Fällen. In: Myopathien (Beckmann, Hrsg.), S. 73–88. Stuttgart: Thieme 1965.
Mumenthaler, M.: Die histologische Diagnostik der progressiven Muskeldystrophie. Symposium über progressive Muskeldystrophie (E. Kuhn, Hrsg.). Berlin–Heidelberg–New York: Springer 1966.
Walton, J. N.: Disorders of voluntary muscle. 2nd ed. London–Edinburgh: Churchill and Livingstone 1974.

Sachregister

A

Abriß der Medulla
  oblongata 90
Abscesse 17, 20, 86, 100, 102
Achsenzylinder s. Axon 4
Actinomyces Israeli 123
Adenocarcinom der
  Hypophyse 150
Adenoma sebaceum 39
„Aktive Attacke" 159
Alkoholismus 47, 95, 164
Alzheimerglia 13, 39, 59
Alzheimersche Krankheit
  5, 7, 8, 41, 50
Alzheimersche
  Neurofibrillenveränderung
  3, 5, 6, 46, 51, 53, 57
Amaurotische Idiotie
  (Tay-Sachs) 41, 61, 62
Ammonshorn 7, 8, 37, 74, 75
Amyloid 52
Amyloidose 160, 165
Amyotrophe Lateralsklerose
  5, 8, 41, 42, 43, 50, 54
Aneurysmen, beerenförmige
  69, 70, 79
Angiome, arteriovenöse 145
–, hirsoide 145
Angiopathie, kongophile
  79, 82
Angioreticulom 144
Antikoagulantienblutung 73
Aquaeduktus Sylvii 22
Arachnoidea 139
Argyrophile Kugeln 7, 54
Arnold-Chiarische
  Mißbildung 29, 30
Arteria basilaris 81
– cerebelli inferior
  posterior 81
– cerebri anterior 81
– – media 78
– – posterior 22, 81
– meningica media 88
– pericallosa 21
Arteriolonekrose 67, 83
– spinalis anterior 81, 82
Arteriolosklerose 67, 79
Arteriosklerose,
  skalariforme 50, 51, 83
Arteritis, tuberculosa
  79, 102, 103, 104
Arylsulfatase 66

Ascendierende Degeneration
  22, 23, 24
Aspergillus fumigatus 122
Astroblastom 134
Astrocytome 128–132
Astrozyten b.
  Encephalomalazie
  11, 15, 18, 76, 77
–, fibrilläre 128
Atrophie 51
Aufbaustörung, Neocortex
  26, 32
Axon 2, 3, 4
Axonale Reaktion 3, 24
Axonschwellung
  praeterminale 47

B

Balkenzerreißung 90
Basalmembran 18
Battensche Krankheit 62
Betzsche Pyramidenzellen 44
Binswangersche Krankheit
  84, 96
Blei 164
Blepharoplasten 127
Blut-Hirn-Schranke 18
Blutung 16, 17
Boecksche Krankheit 100, 180
Botulismus 165, 168
Bronchiektasen 102
Buscainosche Zell-
  veränderung 14, 17, 126

C

Candida albicans 122
Capsula interna 17
Carpaltunnel-Syndrom 162
Cauda equina 32
„Central core disease" 176
Cerebellum s. Kleinhirn 24
Cerebrale Kinderlähmung
  26, 35
Charcot-Marie-Toothsche
  Krankheit 162
Chloroquin-Intoxikation 163
Chorea Huntington 41, 56, 59
Chromatolyse, zentrale 3, 24
Clivus sellae 21
Cobalamin 166

Colchizin 3
Colloidcyste 32, 147, 148
Coma hepaticum 13
Commotio cerebri 91
„Contre-coup" 90
Contusio cerebri 11, 89
Corpora mamillaria 97
Corpus callosum 17, 21
– geniculatum laterale 23, 24
„Coup" 89
Cyanid 19
Cystennieren 144
Cystenpankreas 144
Cysticercus 121, 124
Cytomegalie 113
Cytoplasma 1

D

Dandy-Walker Syndrom 30
Decerebration 49
Delirium tremens 96
Déjérine-Sottassche Krankheit
  162
Demenz 49
– praesenile 50
– senile 5, 50
Dendriten 1, 3
Dermoid 146, 148
Dermatomyositis 179
Diabetes mellitus 166
Dialyse 73
Diphterie 165, 167
– toxin 159
Dopamin 57, 58
Druck, chronisch 160, 162
Drucknekrose 21
Druse, senile 3, 6
Drusige Entartung der
  Hirngefäße 51, 53, 79
„Dying back of the axon"
  44, 45, 48
Dysontogenetische Störungen
  38
Dysproteinämie 165
Dysraphische Störungen 26
Dystrophia myotonica 175,
  178

E

Echinococcus 121, 124
Einklemmung 21, 22

189

Einschlußkörper, virale 10, 116
Elektrolytverschiebungen 67, 73
Elektrounfall 46
Embolien 78
Empyem, subdurales 88
Encephalitis 11, 100
- akute, nekrotisierende 110
- hämorrhagische 72
- durch Herpes simplex 108, 110, 111
- Lethargica 7, 113
- paraneoplastisch 154
- perivenös 112
- subakute Sklerosierende Pan-Encephalitis 110, 115 ff.
- Zeckenübertragung 111
Encephalomalazie 76, 77
Encephalomyelitis 100, 108
Encephalopathie, hypertensive 83
- , subakute, spongiöse 19
Endocarditis 102
Endoplasmatisches Reticulum 2, 4
Endotoxinschock 72
Endplatte 2
Entmarkungsherd 14, 118, 119
Ependymitis granularis 106
- tuberculosa 103, 104
Ependymom 127
- myxopapilläres 128
Epiduralhämatom 88
- Rückenmark 92
Epidermoid 146, 148
Epilepsie 74
- fokale 103
- posttraumatisch 86
Epiloia 39
Ertrinkungstod 74
Erweichung 5, 11, 17, 76, 77
Erythrozytämie 144
Experimentelle Allergische Encephalomyelitis 115, 120
- allergische Neuritis 159, 167

F

Falx 20
- zeichen 20, 89
Faseratrophie (Muskel) 172, 173
Faserbildner 13
Fasergliose 13
Faserhypertrophie (Muskel) 173
Feiginscher Tumor 136
Fettembolie 72
Fettkörnchenzellen 15, 76, 77
Filamente (Neuro-) 3, 6
Fixer Abbau 13

Foramen Luschkae 30
- Magendie 30
- Monroi 30
Forbusaneurysmen 69, 70
Funikuläre Myelose 98
Furane 169
Furunkel 101

G

Ganglienzelle 1, 4
- b. metachromatischer Leukodystrophie 64
Gangliosíde 63
Gefäßmißbildungen 67, 79, 84
Gefäßverschlüsse 76
„Gemästete Glia" 128
Gerinnung, intravasal 72
Gerinnungsnekrose 4
Gerinnungsstörungen 67
Gliafasern 13
Gliafibrillen 11
Glia, gemästete, progressiv veränderte 11
Glioblastoma multiforme 18, 133, 134, 135, 143
Gliomatosis cerebri 130, 133
Gliosarkom 136
Gliose 35, 36
Glycogenosen 176
Golgi-Apparat 3
Gombaultscher Typ der Nervenerkrankung 159, 163
Gonokokken 101
Granularatrophie 83
Granularzellmyoblastom 180
Granulo-vacuoläre Degeneration [Simchowiz] 7, 51
Großhirnrinde 13, 24
- b. Hypoxie 74, 75
Guam 8, 46
Gamma 100
Gyrus cinguli 20

H

Haemangioblastom 144
Haemangioendotheliom 144
Hämatom 20
Hämatomyelie 92
Haemophilus influenzae 101
Hallervorden-Spatzsche Krankheit 48, 49
Hamartome 40
Hanken-Büngnersches Band 158
Haubenmeningitis 102
Hemianopsie 21
Hepatocerebrale Degeneration 59
Hepatolenticuläre Degeneration 13, 59
Herpes simplex 10

Herpes Zoster 113
Herzstillstand 74
Hexachlorophen 18
Hinterstrangkerne 47
Hippel-Lindau-Syndrom 144
Hippocampus 5, 10
Hirano-Körper 8, 51
Hirnabscess s. Abscess 86
Hirnatrophie, lobäre (Pick) 54
Hirnblutungen 67
Hirndruck bei Massenblutungen 67
Hirndruckzeichen 30
Hirngewicht 17
Hirnnervenkerne 4, 42
Hirnoedem 16
- allgemein 17
- cytotoxisch 17, 18
- hydrocephalisch 17, 19
- perifokal 17
- vasogen 17, 18
Hirnschwellung 16
Hirnstammsyndrome, vaskuläre 81
Histoplasma capsulatum 123
Hortegazelle 15
Hyalinose 67, 79
Hydranencephalie 35
Hydrocephalus 19, 21, 22, 30 - 32, 71, 104
Hydromyelie 28
Hypertonie 79
Hypertrophische Neuritis 162
Hypophysenadenom, chromophobes 149
Hypophysenapoplexie 150
Hypophysentumoren 149
Hypoxie 4, 19, 36, 73

I

Immunsuppressive Therapie 143
Infarkte, anämische 18, 20, 71
- haemorrhagische 78, 85
Inkrustation 5
Intoxikationen 95
- Kohlenmonoxyd 74
Intracerebrale Blutung, traumatisch 90
Ischämie 76
- peripherer Nerv 163
Isonikotinhydrazin 18, 164

J

Jakob-Creutzfeldtsche Krankheit 19, 50, 55, 56

K

Kaliumstoffwechsel 176
Kayser-Fleischerscher Cornealring 59

Kernikterus 35, 37
Kleinhirn 24
– bei Hypoxie 74, 75
Kleinhirnatrophie 49, 65, 97
– b. metachromat. Leukodystr. 64
– paraneoplastisch 154
Kleinhirntonsillen 22
Kleinhirnwurm 29
Kollaterales Aussprossen von Axonen 45
Kolloidcyste s. Colloidcyste
Kongophile Angiopathie 51, 53
Korbhenkelgehirn 35
Korsakow-Psychose 97
Kraniopharyngeom 146
Kryptococcus 122
Kugelberg-Welandersche Krankheit 41, 42, 43
Kugelblutungen 67
Kupferstoffwechsel (bei hepatolenticulärer Degeneration) 59, 61
Kuprizon 18
Kuru 56

L

Lafora-Körperchen 9
Lebercirrhose 95
– bei hepato-lenticulärer Degeneration 59
Leberglia 13
Leberkrankheiten 61
Lepra 165, 168
Leukämie 72
Leukencephalitis, akute haemorrhagische 115
Leukoencephalopathie, progressive, multifokale 154
Lewy-Körper 8, 57, 58
Lindau-Tumor 144
Lipidosen 9, 61
Lipofuscin 5, 44, 96
Liquor 30, 31, 32
Lissencephalie 33, 34
Locus caerulens 8, 57
Lückenfelder 99
Lupus erythematosus 176, 180
Lysosomen 3, 10

M

Makrophagen 13, 35
Malaria 72, 121, 124
Mangelkrankheiten 95
Marchiafava-Bignamische Krankheit 96
Markencephalitis, phlegmonöse 88
Marklager 17

Markscheiden 14
Massenblutungen bei Hypertonie 67, 68, 69
Massenverschiebungen 81
Medulla oblongata 27, 30
Medulloblastom 134, 136
Medulloepitheliom 134
Meningeome 139
Meningitis, eitrige 100, 101
– luetische 100, 105
– tuberkulöse 100, 103
Meningocerebrale Narben 86
Meningokokken 101
Meningosis carcinomatosa 151
– sarcomatosa 151
Metachromatische Leukodystrophie 41, 62, 63, 163, 166
Metastasen 18, 143, 150, 151
Methylalkohol 164
Mikroangiome 73
Mikroencephalie 35, 38
Mikroglia 13, 15
Mikrogliome 143
Mikropolygyrien 33, 34
Mikrotubuli 14
Mißbildungen 26
– , arteriovenöse 73, 145
Mitochondrien 3
Mobiler Abbau 13
Mononeuritis multiplex 167
Motoneurone 41
Mukor-Mykose 123
Mukoviscidose 48
Multicystische Hirnveränderung 36, 37
Multiple Sklerose 14, 25, 100, 117
Muskel 2
Muskelatrophie, neurale 162
– , neurogene 171
Muskelbiopsie 180
Muskeldystrophie, progressive 177
Muskelfasernekrose 175
Muskelspindel 170
Muskulatur, normal 170
Myasthenia gravis pseudoparalytica 178, 180
Myelomeningocele 28, 30
Myelopathien, paraneoplastisch 154
Myelophagen 14, 118
Mykosen des Zentralnervensystems 121, 122, 123
Myoklonus-Körperchen 9
Myxovirus 117

N

Narbenwindung 37
Nekrosen, laminäre, Hirnrinde 116

Nervenzelle 1
Nerv, normale Anatomie 156
Nervus oculomotorius 21
– opticus 23, 24
Neuralrohr 28
Neurilemmom 137
Neurinom 168, 137
Neurit 2, 52
Neuroaxonale Dystrophie 41, 47, 48, 49
Neuroblastom 134
Neuroepitheliale Zyste 147
Neurofibrillen 2, 5
Neurofibrillenveränderung (Alzheimersche) 3
Neurofibromatosis (von Recklinghausen) 38, 133, 169
Neurofibrome 139, 169
Neurofilamente 2, 6
Neurom 161
Neuron 1, 3
Neuronophagien 14, 16, 23, 44
Neuropil 3, 51
Neurotubuli 2, 3, 6
Neutralfett 11, 23
Niemann-Picksche Krankheit 62
Nierentransplantation 143
Nissl-Substanz 2, 4, 44
Nocardia asteroides 123
Nucleus caudatus (b. Chorea Huntington) 59
– ruber 13
– subthalamicus (b. Kernikterus) 37

O

Oligodendroglia 10, 14, 15, 23, 64
Oligodendrogliome 125
Oliven, untere 5, 37
Opalski-Zellen 59
Opticusatrophie 107

P

Pacchionische Granulationen 30, 31
Pachygyrie 33, 34
Pachymeningitis cerficalis 105
Pachymeningosis haemorrhagica interna 89
Pallidum 37, 47, 49
Panencephalitis, subakute, sklerosierende (van Bogaert) 115
Papillom d. Plexus choreoideus 30
Paraphysencyste s. Colloidcyste

Parenchymnekrose, elektive 73, 74
Parkinson-Demenz-Komplex 8, 46, 57
Parkinsonismus, medikamentöser 58
–, postencephalitischer 57, 58
Parkinsonsche Krankheit 41, 49, 56, 57
Penetrierendes Trauma 86
Perifocales Oedem 87
Perikaryon 2, 4
Perinatale Hirnschäden 35
Perineurium 156
Peripheres Nervensystem 156
Petechiale Blutungen 67
Phakomatosen 38
Phäochromocytom 144
Picksche Krankheit 7, 8, 41, 50, 54
„plaque" 118, 119
– jaune 90, 91
Plexus choreoideus 30, 31
Pneumokokken 101
Poliomyelitis anterior (Heine-Medin) 28, 46, 100, 108, 171
Polymyositis 167, 179, 180
– paraneoplastisch 154
Polyneuritis 162
Polyneuropathie 162
– diabetisch 163
– diphterisch 163
– paraneoplastisch 154
Polyradiculitis (Landry-Guillain-Barré) 159, 167
Ponsfuß 23
Porencephalie 35
Porphyrie, akut intermittierende 116
Portocavaler shunt 95
Primärbündel (Willkürmuskulatur) 170
Primäre Reizung 3
Progressive Paralyse 16, 105
Protozoenkrankheiten des Zentralnervensystems 121, 124
Pseudohypertrophie (Muskeln) 176
Pseudorosetten 127
Pseudosklerose (Westphal-Strümpell) 59
Purkinje-Zellen 10
Purpura cerebri 72
Pyocephalus internus 88
Pyramidenbahn 27, 42, 43, 44

Q

Querschnittsverletzung 92

R

Rabies 10
Randzonensiderose 71
Raumverdrängung 19
Reaktion, axonale 3
Regenerate (Muskel) 173, 174
Regeneration 4, 22, 24, 25, 158, 163
Remyelination 25, 118, 163
Reticulumzellsarkome 143
Retrograde Degeneration 22, 23, 24
Rhabdomyosarkom 181
Riesenzellastrozytome 129, 130, 133
Rindenektopien 33, 34
Rindenprellungsherd 90
Ringbinden 175
Rosenthal-Fasern 27, 129, 131, 132
Rosetten 127
Rückenmark 25, 32
Rückenmarksverletzungen traumatisch 92

S

Sarkome d. Meningen 139, 142
Satellitäre Oligodendroglia 14
Satellitenzellen 14
Schmieröl 165
Schnürfurche 17, 21
Schwannom 137, 168
Schwannzellen 23, 64, 158
Schwannzelltumor 137
Segmentale Demyelination 159
Seitelbergersche Krankheit 49
Sekundäre Degeneration 22
Senile Demenz 5, 7, 8, 41
– Drusen 3, 6, 51, 52, 53
Septum pellucidum 21
„Shadow-plaque" 25, 118
Siderophagen 16
Sinus cavernosus 101
Sinusthrombosen 84
Soma 2
Spastische Spinalparalyse 41, 46
Speichermaterial 10
Sphingolipidosen 41
Spina bifida 28
Spinale Muskelatrophie (Aran-Duchenne) 41, 42, 43
Spinalganglien 14
Spirochaeta pallida 105, 106
Spongioblastome 129, 131, 134
Spongiöse Degeneration des Gehirns 18
SSPE s. Encephalitis
Stäbchenzelle 16

Stammganglien 13
Staphylokokken 101
Status cribrosus 51
– lacunaris 83
– marmoratus 36
– spongiosus 19, 55, 59
Steele-Richardson-Olzewsky-Syndrom 7
Strahlenschäden 152
Streptokokken 101
Striatum (b. Chorea Huntington) 59
Subarachnoidalraum 30
Subarachnoidalblutungen 70
Subakute Sklerosierende Panencephalitis
s. Encephalitis
Subduralhämatom 89
Subiculum 8
Substantia nigra 8, 47, 49, 57, 58
Sulfatide 65
Sulphatidose 62, 63
Synapsen 2, 24
Syringobulbie 27
Syringomyelie 27, 133, 144

T

Tabes dorsalis 107
Teleangiektasien 73
Temperatursinn 27
Tentoriumrand 21
Tentoriumschlitz 71
Teratome 146, 148
Thalamus 13, 24
Thallium 164
Thiamin 18, 98, 166
Thrombosen (cerebraler sinus) 32
–, arterielle 78
Tibialis anterior-Syndrom 177
„tight junctions" 18
Tigroidsubstanz 2
Tigrolyse 3
Tollwut 108
Totalnekrose 73, 76
Toxoplasmose 121, 124
Transneuronale Degneration 22, 23
Transport axonaler 2, 3
Transsynaptische Degeneration 22, 23
Trauma 72, 86
–, peripherer Nerv 161
Traumatische Hirnveränderungen, sekundäre 91, 92
Triäthylzinn 18
Triorthokresylphosphat 48
Tri-ortho-kresyl-phosphat 165
Trophische Störungen 27
Tuber 39
Tuberkel 103
Tuberkulom 100, 103, 104

Tuberöse Hirnsklerose
  (Bourneville) 38, 39, 129
Tumoren 17, 18, 20, 125
„twisted tubules" 7, 52

U

Ulegyrien 37, 85

V

Vena angularis 101
Venenthrombosen,
  cerebral 84

Ventrikel 17
Ventrikelsystem 13
Verdauungskammern 158
Verkalkungen 5, 39
Verschiebeblutungen 21, 67, 71, 72
Verschiebephänomene 20
Villi arachnoidei 30, 32, 139
Vinca-Alkaloide 165
Vincristin 3
Virchow-Robinscher Raum 11
Virus 10, 100
Viruseinschlüsse 154
Viruskrankheiten des Zentralnervensystems 113
Vitamin B_1 98, 166
– B_{12} 98, 166
– E 48
Vitaminmangel 95
Vorderhorn 5
Vorderhornzelle, motorische 2, 4, 42

W

Wallenberg-Syndrom 81
Wallersche Degeneration
  3, 11, 22, 23, 44, 63, 157, 163
Werdnig-Hoffmannsche
  Krankheit 8, 41, 42, 43
Wernickesche
  Encephalopathie 97
Willkürmuskulatur 170
Wilsonsche Krankheit 13, 59
Wurzeltaschen 32

Z

Zellveränderung chronische 5
Zenkersche Degeneration 175
Zentrale Chromatolyse 93
Zentralkanal 27
Zentrale Pontine Myelinolyse 98
Zentralwindung, vordere 44

Springer Heidelberger Taschenbücher

Basistexte/Medizin

H.-G. Boenninghaus: **Hals-Nasen-Ohrenheilkunde** f. Medizinstud. 3. Aufl. 1974. (Bd. 76) DM 18,80

F. Anschütz: **Die körperliche Untersuchung** 2. Aufl. 1975. (Bd. 94) DM 16,80

Grundriß der Neurophysiologie. Herausgeber: R. F. Schmidt. 3. Aufl. 1974. (Bd. 96) DM 18.80

A. A. Bühlmann, E. R. Froesch: **Pathophysiologie** 2. Aufl. 1974. (Bd. 101) DM 16,80

Kursus: Radiologie und Strahlenschutz Redaktion: J. Becker, H. M. Kuhn, W. Wenz, E. Willich. 1972. (Bd. 112) DM 16,80

A. Greither: **Dermatologie und Venerologie.** Eine Propädeutik und Systematik. 1972. (Bd. 113) DM 16,80

O. Hallen: **Klinische Neurologie.** 1973. (Bd. 118) DM 19,80

K.-H. Bäßler, W. Fekl, K. Lang: **Grundbegriffe der Ernährungslehre.** 2. Aufl. 1975. (Bd. 119) DM 18,80

W. Piper: **Innere Medizin.** 1974. (Bd. 122) DM 19,80

Grundriß der Sinnesphysiologie. Herausgeber: R. F. Schmidt. 1973. (Bd. 136) DM 18,80

W. G. Forssmann, C. Heym: **Grundriß der Neuroanatomie.** 2. Aufl. 1975. (Bd. 139) DM 18,80

Unfallchirurgie. Von C. Burri et al. 1974. (Bd. 145) DM 16,80

W. Buselmaier: **Biologie für Mediziner.** Begleittext zum Gegenstandskatalog. 2. verb. und erw. Aufl. 1975. (Bd. 154) DM 16,80

Allgemeine Pathologie. Begleittext zum Gegenstandskatalog. Von U. Bleyl, G. Döhnert, W.-W. Höpker, W. Hofmann. 1975. (Bd. 163) DM 19,80

J. Ulrich: **Grundriß der Neuropathologie.** 1975. (Bd. 155) DM 19,80

Preisänderungen vorbehalten

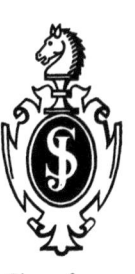

Springer-Verlag
Berlin
Heidelberg
New York

Springer Heidelberger Taschenbücher

Basistexte/Medizin
Psychologie

Biomathematik für Mediziner. Begleittext zum Gegenstandskatalog. 1975. (Bd. 164) DM 16,80

E. Fischer-Homberger: **Geschichte der Medizin** 1975. (Bd. 165) DM 19,80

E. Habermann, H. Löffler: **Spezielle Pharmakologie als Basis der Arzneitherapie.** 1975. (Bd. 166) DM 19,80

H.-H. Wellhöner: **Allgemeine und Systematische Pharmakologie und Toxikologie.** Begleittext zum Gegenstandskatalog. 1975. (Bd. 169) DM 24,80

W. F. Angermeier: **Kontrolle des Verhaltens.** Das Lernen am Erfolg. 1972. (Bd. 100) DM 16,80

W. F. Angermeier, M. Peters: **Bedingte Reaktionen.** Grundlagen — Beziehungen zur Psychosomatik und Verhaltensmodifikation. 1973. (Bd. 138) DM 16,80

H. H. Balmer: **Die Archetypentheorie von C. G. Jung.** Eine Kritik. 1972. (Bd. 106) DM 16,80

W. Köhler: **Intelligenzprüfungen an Menschenaffen.** Mit einem Anhang zur Psychologie des Schimpansen. 3. Aufl. 1973. (Bd. 134) DM 16,80

H. Kummer: **Sozialverhalten der Primaten.** 1975. (Bd. 162) DM 19,80

Medizinische Psychologie. Herausgeber: M. v. Kerekjarto. 1974. (Bd. 149) DM 19,80

H. Mellerowicz, W. Meller: **Training.** 2. Aufl. 1975. (Bd. 111) In Vorbereitung

W. Sauerbrey: **Medizinische Didaktik.** Erläutert durch Beispiele aus der Dermatologie. 1974. (Bd. 144) DM 16,80

H. Stegat: **Enuresis.** Behandlung des Bettnässens. 1973. (Bd. 124) DM 14,80

Springer-Verlag
Berlin
Heidelberg
NewYork

Preisänderungen vorbehalten

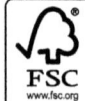

MIX
Papier aus verantwortungsvollen Quellen
Paper from responsible sources
FSC® C105338

If you have any concerns about our products,
you can contact us on
ProductSafety@springernature.com

In case Publisher is established outside the EU,
the EU authorized representative is:
**Springer Nature Customer Service Center GmbH
Europaplatz 3, 69115 Heidelberg, Germany**

Printed by Libri Plureos GmbH
in Hamburg, Germany